Franco Tayler
„Fachbereich“
in Hypnose-Coaching
und Buchautor
für Sucht und
Erinnerungs-Amnesie
verschollener Erinnerungen

AF828574

beschreibt in diesem Buch eine hypnotische Fallstudie über eine Klientin, die in Hypnosetrance aus Ihrer verborgenen und geheimnisvollen Welt des Unbewussten, die Botschaft mit einem kurzen Blick durch den Spalt einer geöffneten Tür ins „Jenseits“ preisgibt.

Dieses Buch ist sehr eindrucksvoll, aber auch spannend zu lesen, für ein Miteintauchen in eine mystische andere Welt.

»Geheimnisse aus dem Unterbewussten«
1. Auflage, erschienen 2-2023

Umschlaggestaltung: Romeon Verlag
Text: Franco Tayler
Layout: Franco Tayler

ISBN: 978-3-96229-424-3

www.romeon-verlag.de

Bibliografische Information der Deutschen Nationalbibliothek:
Die Deutsche Nationalbibliothek verzeichnet diese Publikation in der Deutschen Nationalbibliografie; detaillierte bibliografische Daten sind im Internet über *https://portal.dnb.de* abrufbar.

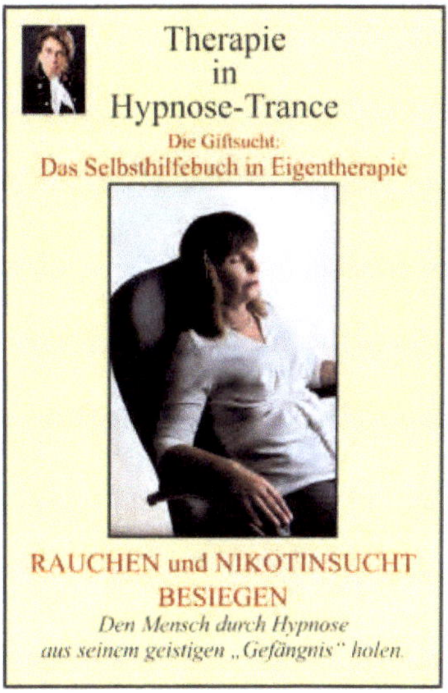

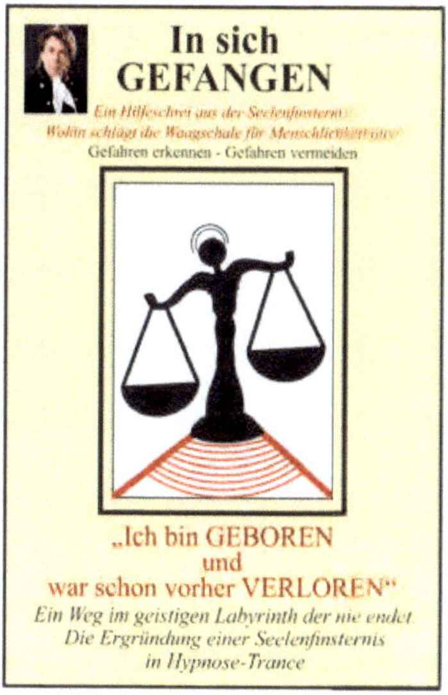

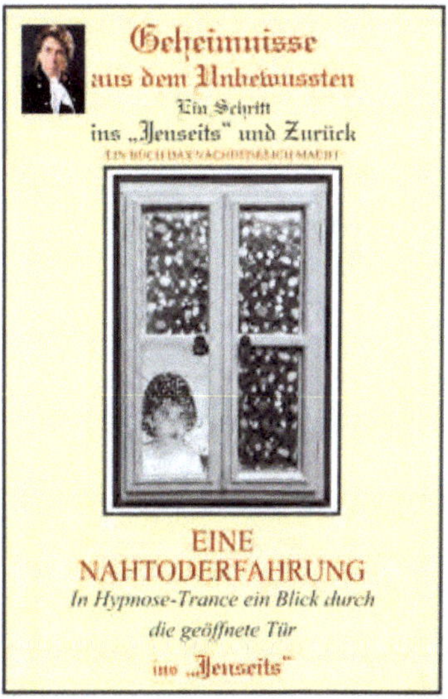

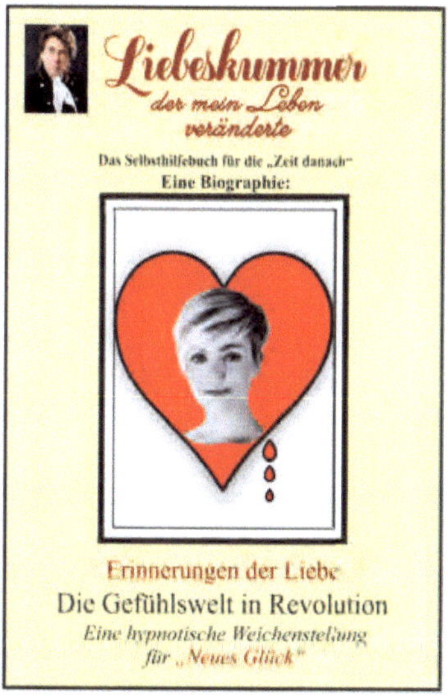

**„Bücher"
die es wert sind,
sich vorzumerken.**

"Geheimnisse aus dem Unbewussten"
Einleitung:

Faszination
"Jenseits"
Ein Buch das nachdenklich macht.

* * *

Liebe Leser,

Dieses Buch beschreibt eine wahre Begebenheit aus meiner hypnotischen Klientenarbeit, dass die Menschheit schon von jeher fasziniert und wissbegierig gemacht hat- sowie wissenschaftliche Studien und Forschungen auf sich zog.

Was kommt danach??

Die Unendlichkeit in einer besseren Welt.
Oder die Teufelskralle die uns einfängt und gefangen hält.

Dieses Buch beschreibt wie durch
hypnotische Einwirkungen eine
„verschollene Erinnerung"
aus den tiefen Schichten des Unbewussten,
ein kurzer Blick durch den Spalt einer
geöffneten Tür ins Jenseits gelingt.
...Eine unwiederbringliche Erfahrung
meiner Klientin mit der Gewissheit und
innerem Frieden,
Was kommt??
Danach,
aber auch mit dem Schritt zurück in dieses
Leben,
das noch zu Ende gelebt werden muss.

* * *

Dieses Buch liebe Leser,

fasziniert und ist spannend zu lesen,
das es Wert sein sollte die Erfahrung
meiner Klientin
mitzuerleben.
Tauchen Sie mit ein in die geheimnisvolle
Welt des Unbewussten,
dass viele Geheimnisse birgt, aber nicht
Preisgeben will.

* * *

Bezogen auf das Standesrecht meiner
Schweigepflicht,
hat sich meine Klientin zu dieser
Publikation bereiterklärt der Öffentlichkeit
zugänglich zu
machen, jedoch in allen Gegebenheiten
In anonymer Abhandlung.

* * *

Meine Hypnose-Induktionen beschreiben
Keine Diagnostik und keine
Psychotherapie,
sie dient in diesem Buch der Ergründung
einer Jenseits Kontakterfahrung.

* * *

Geben wir meiner Klientin das
namentliche Pseudonym **„Margot“**
Aus einer Kleinstadt nahe dem
Weserbergland in Ostwestfalen.

* * *

Klienten-Fallstudie

* * *

Eine Nahtoderfahrung.

Ein Schritt ins „**Jenseits**“ und **zurück**.

Klientin: Margot
Kapitel 1 bis 8

* * *

1. Biographische Übergänge.
   Mein unglücklicher Lebensweg.

2. Der tragische Tag.
   Ein Ereignis das mein Leben veränderte.

3. Eine Botschaft aus dem „**Jenseits**“.
   Mein Leben zwischen Gewissen, Schuld und Sühne.

4. Die Beratung mit Aufklärung zur Vorbereitung für den **Hypnosetrance**.

5. Eine **Nahtod-Erfahrung**.
   In Hypnosetrance.
   Ein Blick durch den Spalt einer-
   geöffneten Tür ins „**Jenseits**".
   -5-

6. Mein **Leben**,
   mit der Gewissheit, was kommt
   danach.

7. Ähnliche Nah- und **Kontakt**-
   Begegnungen zum
   „Jenseits".

8. Eine abschließende, analytische
   Zusammenfassung dieser
   besonderen und
   außergewöhnlichen hypnotischen
   Fallstudie.

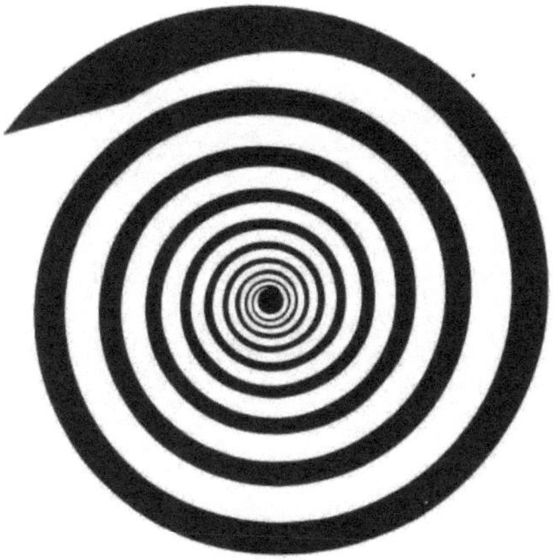

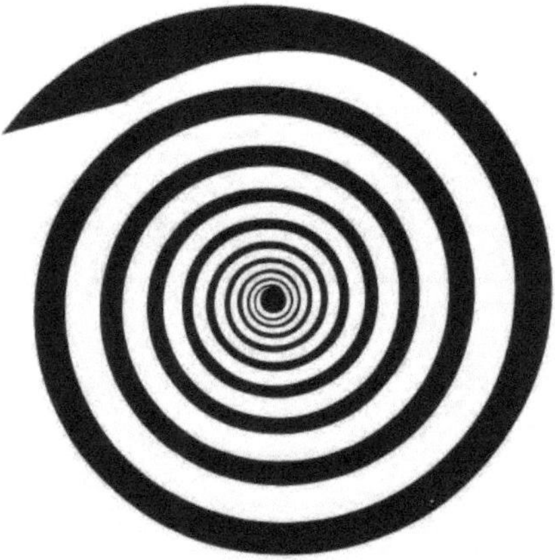

Kapitel 1

Biographische Übergänge:

Mein unglücklicher Lebensweg.

* * *

Liebe Leser,

Um einen Menschen mit all seinen
Charakterprägungen und Irrwegen zu
verstehen,
muss man die Lebensgeschichte,
ja seine ganze Biographie kennen,
um für Hilfe da anzusetzen,
wo der Leidensdruck in seinem
Seelenleben
schwer wiegt.
So auch Margot für ihren weiteren Weg
durchs Leben.
Ein Leben, dass sich in einer
Neuorientierung befindet und noch zu
Ende gelebt werden muss.

* * *

Margot,
heute im alter von 39 Jahren
Ist Verkäuferin in einem großen modernen Modenhaus.
Ein Beruf, den sie schon seit ihrer Lehrzeit in dem Familienunternehmen gefestigt und etabliert nachgeht.

…Ein Beruf, der für sie schon in der Jugendzeit von großem Interesse war.
„**Mode**" das war das Wort für sie,
Um mit der teuren und modischen Kleidung die Aufmerksamkeit auf sich zu ziehen, was ihr auch immer gut gelang. Denn in unserer modernen Gesellschaft ist es schon von einer gewissen Wichtigkeit, eine vorzeigbare Fassade für die zahlende Kundschaft als erste Verkäuferin im Modehaus vorbildlich und immer im neusten Trend gekleidet zu sein, um das Interesse und die Beachtung für das Kaufverhalten der Kundschaft zu Gewinnen.

Durchaus kann diese Äußerlichkeit
vorteilhaft sein und beeindrucken im Beruf
und Privatleben immer im neusten Trend
zu liegen.
Doch reicht das auch für ihre
Persönlichkeit und innere Zufriedenheit
aus **oder** stellt sich Margot wohlmöglich
auf den Schemel der Blenderei, mit einem
verborgenen Manko in ihrem
Psychenerleben,
der ihr noch nicht so richtig bewusst war.

* * *

Dieses verborgene "Manko“ so musste
Margot im Laufe ihrer Berufsjahre
erfahren war mit vielen
Nachteilen außerhalb ihrer Arbeit im
Modehaus verbunden.
Denn unbedingt darauf bedacht zu sein,
ja der Zwang danach besteht,
durch ihr modisches Auftreten die
Aufmerksamkeit auf sich ziehen zu
müssen und doch dem
Trugschluss unterliegt, „nicht“ die starke
und über alles stehende Persönlichkeit zu
sein.

Denn wie sich später herausstellen sollte,
mit so einer übersteigerten Einstellung und
Denkweise gleicht das schon eher einem
Minderwertigkeitsgefühl
oder gar einem
Minderwertigkeitskomplex.
Denn übersteigerte und exzentrische
Äußerlichkeiten können auch ein guter
Ersatz für ein Persönlichkeitsmanko
in Form einer Neurosenstörung sein.

* * *

Sozial übersteigerte Ängste mit
Minderwertigkeitsgefühlen,
gepaart mit einer Alodoxa-Phobie (die
Angst vor einer anderen Meinung) wie
sich später herausstellte, sollte
bei Margot ein erster Verdacht sein.
Aber Margot hatte Vermeidungsverhalten
gut gelernt und verstand es, in ihrem
vertrauten Bereich im Modehaus für die
Kundschaft die immer ansprechbare und
"äußerlich"

selbstsichere erste Dame zu sein,
aber doch ebenso hilflos und schwach sich im privatem Bereich geben muss sobald die Türen nach Dienstschluss hinter ihr ins Schloss fallen und sich die Angstphobien wie ein Schatten über sie legen.
Ja sie ins Abseits drängen, mit einer höheren Fügung dem sie willenlos ausgesetzt ist,
was sich für Margot mit so gut wie keinen sozialen Kontaken oder Geselligkeiten mit Freunden und Freizeit auswirkt.
Im Eilschritt von der Arbeit nach Hause, da wo sie vertraute Sicherheit und ihre Tochter warten, mit dem freudigen Gefühl auf den nächsten Tag wieder ins Modehaus zu gehen.
Denn da ist sie eine sichere und angesehene Persönlichkeit.

* * *

Ein Hamsterlaufrad in dem sich Margot täglich bewegt,
doch das macht ihr im Modehaus,
ihrem vertrauten und sicheren Bereich nichts aus, denn Kunden machen den ersten Schritt auf sie zu und nicht umgekehrt.
Margot kannte so einen ersten Schritt gar nicht,
sie hatte es nicht gelernt und war ihr in der Erziehung verwehrt 'worden.
Fremde Menschen kamen zu ihr mit ihren Fragen, Wünschen und Meinungen.
So wäre Margot auch nie eine Verkäuferin im Direktverkauf gewesen, wenn sie um ihre Kundschaft werben müsste um ihre Ware zu verkaufen.
Mit so einer geprägten Angstphobie wäre das für Margot niemals möglich gewesen.
Dieses störende und einschränkende Problem hat schon sehr früh in der Kindheit bei ihr Einzug gehalten.
Den Ursprung dafür so vermutet sie heute, liegen in der autoritären und moralischen Erziehung ihrer Eltern,

dass diese Prägungen auf sich zog.
Vereinfacht ausgedrückt, sei immer keusch und züchtig und vor allem gehorsam, dann passiert dir auch nichts.

* * *

Mit dieser Vermutung lag Margot als Erwachsene schon sehr richtig.
Denn in ihrer Erziehung die moralischen
„**Glaubenssätze**“
immer und immer wiederholt angeprangert und eingeflößt zu bekommen,
haben sich ihre Denk- und Verhaltensmuster lernmäßig ausgeformt, denen Margot ausgesetzt war.
"**Glaubenssätze**“.
Das sind aus nichtigen und harmlosen Anlässen
„**Schimpfworte**“ wie,
du musst so sein,
du bist ein schlechtes Mädchen, wenn du das nicht machst,
sei immer keusch und züchtig
nur dann lieben und mögen wir dich und so weiter.

Das Margot in ihrem sensitiven Wesen wie ein Staubsauger aufsaugte und als einen Lernvorgang übernahm.
Die Wissenschaft drückt das als ein unbewusster- synaptisch- vernetzter Lernvorgang im Gehirn aus.
Das spätere Produkt einer so moralisch geprägten
Erziehung ist eine soziale ängstliche Persönlichkeit
mit eingeschränkten Lebensbereich und im chronischen Verlauf mit weiteren Neurosenstörungen.

* * *

...Doch Blättern wir jetzt noch einmal zurück in der Lebensgeschichte von Margot in das Vorschulalter mit ihren biographischen Übergängen in das Erwachsenenalter, was für ihr späteres Leben von Bedeutung und auch das Thema dieses Buches ist.

...**Liebe**, **Leid** und ihre „**Nahtoderfahrung**“.

* * *

Das Familienleben in der Kindheit von Margot war sehr geprägt von einer diktatorischen Dominanz der Eltern, was wie schon gesagt, mit diesen Erziehungsgebaren für Margot nicht ohne Folgen blieb.
Vater im Beruf als Vorgesetzter im Bauwesen, ausgestattet mit Entscheidungskompetenzen und Zugehörigkeit einer streng religiösen Glaubensgemeinschaft.
Mutter als Hausfrau und ebenso der Zugehörigkeit dieser Religion.
Wie man sich denken kann sind da schon vorgegebene Strukturen für übertriebene soziale Maßstäbe, mit wenig freiheitlichem Umgang in so einer starren und unflexiblen Familienstruktur oder auch so ausgedrückt, im Innenverhältnis eine sozial isolierte Familienidylle.

Begegnungen oder Freundschaften mit Bekannten, Verwandte oder auch Nachbarn wurden tunlichst vermieden oder wenn überhaupt unter strenger Beachtung der Hauseigenenregeln selektiv und auf schnellstmögliche
Art als störendes und unbequemes Laster wieder verabschiedet.
Kindergeburtstage oder sonstige Anlässe für eine Kindgerechte Erziehung um keinen Preis für Margot.
Die Abschottung nach außen, dabei sollte es bleiben.

* * *

Doch ging auch irgendwann das
Vorschulalter für Margot dem Ende zu.
Die Einschulung in der Grundschule stand bevor,
mit einer Revolution in der Familienidylle.
Da kommt was neues auf uns zu,
Tochter Margot kommt in fremde Hände so die Eltern,
mit Kontakt zu anderen Kindern und
Lehrern die beeinflussen können und das jeden Tag
-wie soll das bloß gut gehen-.
Der isolierte Schutz den Vater und Mutter
ihrer Margot stellten, soll nun wegbrechen und ihr Kind war der
bösen Welt hilflos ausgesetzt,
was lässt sich nur dagegen tun so oder
ähnlich das pathologisch kranke Denken der Eltern.
Doch musste letztlich ein loslassen her,
aber mit neuen Überlegungen in der
weiteren Erziehung ihrer Margot.

Nun setzten sich Vater und Mutter für das künftige Vorgehen zusammen, mit dem Ergebnis, ein Strafplan muss her.
Ja, ein Strafkatalog, ein Punktekatalog für noch so kleines Fehlverhalten wurde detailliert ausgearbeitet und gut sichtbar in der Küche aufgehängt, an dem sich Margot ausrichten sollte, für Tadel, Schimpfe, Drohungen oder wenn nichts mehr half auch mitkörperlichen Züchtigungen.

* * *

Ja, liebe Leser,
wie soll sich da ein eigener Wille, freiheitliches Denken, eine eigene Meinung oder auch Wünsche entwickeln können „**unmöglich**“,
in diesem autoritären Abhängigkeitsverhältnis.
So wurde weiter dominiert, gedroht und bestraft auf unsere sensitive Margot, die lernte, ihr Verhalten nach dem Strafkatalog mit prägenden Denkmustern die ganze Schulzeit hindurch gehorsam anzunehmen.

Margot´s großes Problem war ihre
„**Vulnerabilität**“
(die Verletzbarkeit mit sensitiver
Stressanfälligkeit),
wo der Nährboden in diesen frühen
Anfängen geebnet wurde für eine
„**asthenische**“
(abhängige und schwache Persönlichkeit)
gepaart mit einer „**alodoxaphobie**"
und ist die Angst vor einer anderen
Meinung.
Alles in allem eine geprägte soziale
Angststörung.
„Nein“ zu sagen wurde ihr verwehrt und
sollte sie nicht lernen.
So musste Margot ihre Schulzeit mit
kleineren aber auch größeren Ausrutschern
durchstehen und der aufgebürgte
Strafkatalog die Weichen für
ihr weiteres Leben stellte,
mit Unwissenheit darüber wohin so ein
Weg mit diesen Erziehungsgebaren und
geprägten Glaubensätzen führen oder gar
anrichten wird.

Die Schulzeit, das sei noch gesagt, war wegen ihrer geprägten Schüchternheit mit viel Hänseleien durch Mitschüler aber auch Lehrkräfte verbunden, die nicht gerade zimperlich im Verteilen von Rügen und Sticheleien waren.
Im Lernen und Begreifen war Margot in einem guten bis mittelmäßigen Feld,
was ihr hier wenigstens etwas Lob und Anerkennung brachte, jedoch ihre Angstphobien nicht ausgleichen konnten.
Sie war eben das Produkt einer ganz unvorbildlichen Erziehung,
dem sie sich nicht wiedersetzen durfte.

* * *

Angekommen in der Pubertät als
Sechzehn-Jähriges Mädchen stand für
Margot der
Ernst des Lebens bevor.
Was soll gelernt werden, welcher Beruf,
wo liegen ihre Talente und Fähigkeiten ihr
Leben mit einem Beruf bestreiten zu
können.
Wobei sich die Eltern sehr uneinig darüber
waren
und Margot zum Spielball zwischen die
Fronten der streitigen
Auseinandersetzungen wurde.
Fragen hierzu erreichten Margot nicht,
es wurde über ihren Kopf hinweg
bestimmt.
Mit anderen Worten
-so wird es gemacht und dabei bleibt es-.
Wahrscheinlich fehlte für diesen neuen
Gang ins Lehr- und Berufsleben ein Punkt
im Strafkatalog, der bei einem
Fünfzehnjährigen Mädchen schwierig
umzusetzen war.

Nun gut, die Regelungen der Eltern waren klar und unmissverständlich.
Hier im nahegelegenen Stadtbereich war ein großes Modehaus,
mit dem der Vater im regionalen Bauwesen des Öfteren zu tun hatte.
Das sollte es für Margot sein.
Eine Modeverkäuferin als vorzeigbar und vorbildliches Aushängeschild für die Eltern.
Und so wurde die Lehre aus diesen Entscheidungen für Margot eingeleitet.
Ihre Schulzeugnisse waren gut und kein Hindernis.
Der Weg für eine Ausbildung im Modehaus war frei.
Nun wurde es für Margot als Jugendliches Mädchen ernst.
Denn mit ihrem negativ geprägten Rüstzeug fürs Leben der unterschiedlichsten Kundschaft mit Rat und Tat gegenüber zu treten, Fragen zu beantworten, Verkaufsanreize zu geben und Vorschläge zu machen
„**Das**“ wird wohl schwierig werden.

… Doch Anweisungen von Vorgesetzten zu befolgen,
das kannte sie nur zu gut aus ihrem Strafkatalog und hatte sie lange genug antrainiert bekommen.

* * *

Ja, liebe Leser,
so ein richtig, braves, ja man kann schon sagen ein zu braves und überhöfliches junges Mädchen,
was auch der Kundschaft nicht verborgen blieb und ihre Beliebtheitsskala im Laufe der Zeit immer mehr Bedeutung zukam.
Im Verhalten, ihrem Vokabular und vorallem ihre immer im Trend liegende modische Kleidung machten
Eindruck auf die zahlende Kundschaft,
die mit Komplimenten nicht sparten und Margot für ihr schwaches Selbstwertgefühl mit viel Euphorie,
wie ein Staubsauger in sich aufsaugte.
Sie war jemand, jemand der beachtet und geschätzt wurde,

ohne Repressalien aus dem elterlichen
Strafkatalog zu erwarten.
Mit dieser täglichen Bestätigung, diesem
Hochgefühl war es für Margot immer ein
starker Drang,
-da muss ich hin,
die Arbeit im Modehaus, das ist mein
Leben-.
Mit dem Denken darüber die Hürde der
Schüchternheit nach und nach überwinden
zu können,
wenigstens in ihrem vertrauten
Arbeitsbereich.

* * *

Das Ende der Lehrausbildung nahte
und Margot bestand ihre
Abschlussprüfung mit Auszeichnung.
Das war noch einmal ein Schub von
Hochgefühl,
-ich habe etwas gut gemacht,
ich kann was-.
Was auch durch ihren Arbeitgeber und
andere Kolleginnen sehr belobigt wurde.
Die Eltern allerdings nahmen dieses
wichtige Ereignis ihrer Tochter,

mit dem Schritt ins Berufsleben für ein Stück Unabhängigkeit,
eher emotionslos hin.
… Nun ja, das haben wir auch so erwartet.
So oder ähnlich ihre Reaktionen darauf.
Doch zeichnete sich bei den Eltern, schon seit langem, wegen viel streitiger Auseinandersetzungen und Überdruss etwas unvorhergesehenes ab.
Was auch Margot nicht verborgen geblieben war
… Der plötzliche Entschluss der Trennung.
„**Die Scheidung**" der Eltern.
Mit heftigen und lautstarken Auseinandersetzungen wurde über die Aufteilung von Geld, Hausstand und Versorgungsansprüche gestritten.
Die Abwärtsspirale war in Gang gesetzt, so mussten
letztlich Scheidungsanwälte und Gerichte her.
Der Zustand der Ehe war unerträglich geworden und für keinen von beiden weiter zumutbar.

Und so geschah es auch:
Scheidungsanwälte stritten und zerrten um Geld, Haus und Hof und alles was das Gesetz nur möglich machen konnte.
Jeder wollte retten was noch zu retten war, der Rosenkrieg der Eltern hatte seinen Höhepunkt erreicht und zwischen den streitigen Fronten, Tochter Margot, die doch eher zu diesem Krieg den Eindruck einer Schadensfreude machte mit dem Denken darüber,
-die Strafe folgt auf dem Fuß, das habt ihr nun davon mich immer ins Abseits zu drängen, denn jetzt steht ihr im Abseits-.
Dieses Gefühl von Schadensfreude schlich sich bei Margot mit einem Hochgefühl ein.
Die streitenden Eltern allerdings machten sich schon Gedanken über die Emotionslosigkeit ihrer Tochter.
Traurigkeit war von ihr über das Zerwürfnis erwartet worden.
So mussten letztlich auch die Eltern diese gewisse Gleichgültigkeit von Margot hinnehmen.

Allerdings griff ab diesem Zeitpunkt ihr Strafkatalog
nicht mehr, der war von nun an ausgemustert.
Margot hatte ihre Chance erkannt von nun an
„**nein zu sagen**",
was das Entsetzen der Eltern herauf beschwor.

* * *

"**Nein**", dieses Wort von Margot zu hören, das war unmöglich, unvorstellbar für die Eltern.
Doch blieb es von nun an dabei.
Nicht nur ein "**nein**", sondern das Wort „**nein**" ging mit ihren ständigen Wiederholungen zu einem erlernten „**nein**" über und gehörte sehr schnell bei jedem Wortwechsel gewohnheitsgemäß zu ihrem festen
Sprachschatz.
Viel Halt hatte Margot in dem Zerwürfnis der Eltern bis zur Scheidung in ihrer Arbeit gefunden.
Die ehe wurde mit Ach und Krach geschieden,

der Rosenkrieg war beendet.
Beide waren Verlierer geworden und man könnte auch sagen, einer ist Gewinner geblieben,
"**Magot**".
Denn manchmal im Leben erledigt die Zeit viele Dinge die belasten oder unerträglich geworden sind.
So auch für Margot.

* * *

Nach der Scheidung schliefen die Kontakte zu den Eltern immer mehr ein und wenn überhaupt,
dann nur sehr kurz unpersönlich und kühl.
Margot verspürte durch diesen Abstand mehr innere Ausgeglichenheit und Ruhe.
Als wenn eine große Last anfing von ihr abzufallen,
man könnte auch sagen, den schweren Sack Kartoffeln
den sie seit ihrer Kindheit täglich auf dem Rücken mit sich herumschleppte,
fing an leichter und leichter zu werden.
Was ihr half eine Neuorientierung für ihr Leben zu finden.

Den Faden zu ergreifen an dem sie sich hochangeln konnte.
Ihrer Arbeitsstelle blieb das familiäre Zerwürfnis nicht verborgen und Margot fand viel Unterstützung durch ihre Leistung und Begeisterung am Beruf, wo sie mit weiteren Kompetenzen als Vorgesetzte und erste Verkäuferin mit wichtigen Aufgaben bedacht wurde.
In ihrem alter als 21-Jährige doch schon eine sehr beeindruckende Leistung.

* * *

Nun, wie geht es weiter mit Margot, nach der Scheidung und Eltern die es von nun an nicht mehr gibt.
Margot hatte begriffen, was es heißt eine eigene freie Meinung haben zu dürfen, ist nicht immer, selbstverständlich, wenn der Erziehung ein negative Dominanz aufgezwungen wird.
Eine große Last die durch diese neue Erkenntnis von ihr abfiel.
Doch wohlahnend, das doch noch etwas aus Kindheit und Strafkatalog übergeblieben war.

Die sozialen Ängste mit Einschränkungen und der Furcht wenn nach Dienstschluss die Türen im Modehaus hinter ihr ins Schloss fallen.
Die Welt da draußen die sich ihr auftat, verhieß nichts Gutes.
Denn Angstattacken aus ihrer erlernten-, sozialen Phobie
überfielen sie.
Dieses Erbe, diese Erblast haben ihr die Eltern hinterlassen.
Eine auferlegte Strafe die Margot nicht wollte noch verschuldet hatte, schwebt nun wie ein Dämon
über sie und beansprucht einen Platz in ihr.
„**Nein**" zu sagen in dem geschützten und vertrautem Bereich ihrer Arbeit im Modehaus, das war ihr möglich,
aber nach Dienstschluss baute sich ihr Aangstproblem auf.
Spätestens jetzt stellte sich ihre Hilflosigkeit ein, was auch für Außenbetrachter sehr schnell erkennbar war.

* * *

Und so vergingen einige Jahre.
Doch Margot war nicht nur eine erste Modeverkäuferin und Vorgesetzte, sie war auch eine junge und recht attraktive Frau geworden, die schon allein durch den Kontakt zu ihrer Kundschaft, die Aufmerksamkeit ebenso junger Herren auf sich zog.
Und so geschah es auch...
Ein junger Mann tat sich sehr hervor und suchte ihre Aufmerksamkeit.
Er hatte Margot schon einige Male außerhalb ihrer Arbeit beim einkaufen mit kurzen, höflichen Begrüßungen angesprochen, was ihre Aufmerksamkeit regte.
Kleinere Einladungen für ein näheres Kennenlernen lehnte sie aber immer Schüchtern ab.
Doch wohlahnend erkannte "**er**" ihr Problem der Ängstlichkeit.

Doch wie es oft so ist schleicht sich im Laufe der Zeit Vertrautheit und Zugewandtheit für ein näheres Kennenlernen ein.
Immer sehr diskret im Hauseigenen Cafeshop im Modehaus.
Hemmungen und Berührungsängste fingen an langsam aufzuweichen.
Mit gegenseitigen Besuchen im häuslichem Bereich,
bis Margot wusste, dass sie schwanger war.
... Nun ja, für dieses wichtige Ereignis musste eine Lösung her.
Mutter eines unehelichen Kindes, "**unmöglich**" aus der Altlast ihrer sittlichen und moralischen Erziehung.

* * *

Und so kam es auch...
Alle Vorbereitungen zu einer standesamtlichen Trauung wurden getroffen.
Eine kirchliche Hochzeit wurde nicht in Erwägung gezogen.

Nun war die Familienidylle mit Kind und gemeinsamen Hausstand da.
Er im handwerklichen Beruf, Margot weiter im Modehaus, kombiniert mit Babysitter und Kindergarten.
So vergingen einige Jahre in dieser Familie.
Was Margot zur damaligen Zeit nicht ahnen noch erkennen konnte, das waren die Wegweiser, die schon gestellt waren, zum Alkoholismus ihres auserwählten Ehemannes.
Viele schäbige Ehe-Szenen mit Eifersucht und auch Gewalt taten sich im Nachhinein auf.
Ein halbwegs normales Familienleben war aus den benannten Gründen nicht mehr möglich.
Die Ehe wurde aufgrund der Zerrüttung durch eine diagnostizierte Alkoholkrankheit geschieden.
Ihr Mann zu gesetzlich auferlegten Unterhaltszahlungen verdonnert.
Vieles dieser Eheszenarien erinnerte Margot an ihre Eltern und dem Strafkatalog, was alles bestraft werden musste.

Doch eins nach all dem ist Margot geblieben
Die große Liebe
zu ihrer Tochter „Lydia“.

* * *

Und so vergingen die Jahre.
Margot lebte in dieser Zeit nur für ihre Tochter und der Arbeit im Modehaus.
Abenteuer und Partnerverhältnisse lehnte sie als alleinerziehende Mutter ab.
Der Schmerz der Scheidung war überwunden und etwas Heilewelt tat sich für Margot auf.
Die Einschulung in der Grundschule für Tochter „Lydia" stand mit viel Aufregung, aber auch Freude bevor.
Die große Zuckertüte im Arm und an Mutters Hand ging es am ersten Schultag los.
Ein wichtiges neues Ereignis für beide.

* * *

Als geschiedene Mutter mit Tochter so ganz allein bleiben, das wollte Margot auch nicht.
So fing sie an nach und nach doch die ein oder andere Aufmerksamkeit der Männer in Betracht zu ziehen.
So sollte es dann auch sein.
Neues Glück für Zweisamkeit und Familie tat sich auf. Allerdings schloss Margot eine spätere Heirat aus und glich eher einer Zweckgemeinschaft.
Das ging auch anfangs alles gut, bis doch beide der Alttag einholte und mit aller Härte traf.
Ihr Lebenspartner war eine narzisstisch geprägte Persönlichkeit mit den Charaktereigenschaften,
die Allmacht über alles haben zu müssen,
mit Dominanz die überwiegt,
dem Verlangen nach Gehorsam
… -tust du das nicht, dann bist du mein Gegner-.
Man kann das auch als psychisch krank ausdrücken.

* * *

Margot litt sehr unter der Störung ihres Partners,
das sie nur zu gut an den Strafkatalog ihrer Eltern erinnert.
Ein Zusammenleben war aus den genannten Gründen nicht mehr möglich.
So trennt man sich und jeder ging seine eigenen Wege.
… Ausgeprägter Narzissmus ist eine Persönlichkeitsstörung, früher benannt als Charakterstörung mit pathologisch, übersteigerter
Selbstliebe, exzentrisch und Dominanz für Unterordnung.
Nur zu gut war Margot diese Unterordnung bekannt und wieder ein Stück leidige Lebenserfahrung.
Als wenn das alles nicht schon genug wäre.

Eine große Traurigkeit über ihre Lebensumstände schlich sich bei ihr ein. Mit der Frage -wo wird der Weg hinführen-.
Doch was blieb war die **große Liebe** und **Klammerung** zu ihrer Tochter "**Lydi'a**".

Ende

Eine analytische Sichtweise
für erlernte Charakter-Prägungen
aus dieser Lebensgeschichte.

* * *

Wie schon gesagt,
um einen Menschen mit all seinen Charakter-Prägungen und Irrwegen zu verstehen, muss man seine Lebensgeschichte kennen, um Symptome für negative Prägungen zu erkunden.
In der Psychotherapie benannt als „**Anamnese**“,
was bedeutet -Rückerinnerung-.
Ja, man muss entweder selbst oder der Therapeut wie ein Pfadfinder in der Lebensgeschichte auf der Suche sein und die störenden oder kranken Symptome aufzustöbern, zu
sammeln und zu bündeln.
Um die Hintergründe sichtbar zu machen, die das Leben leidvoll beeinträchtigen.
So auch bei Margot, der weder ihre Verhaltensanomalien bewusst waren, noch verschuldet hatte.

Sie tat einfach das, was ihr in der
Erziehung antrainiert wurde.
Aber doch einen Leidensdruck dadurch
verspürte.
Mit dieser inneren Zerrissenheit leben zu
müssen, das birgt Unsicherheit mit
Angstblockaden im Verhalten.
Was auch für Außenstehende erkennbar
ist. Für Rückschlüsse auf eine ängstlich
vermeidende
„**Persönlichkeit**".
Begriffe wie ein Selbstwertgefühl,
Selbstsicherheit oder
Durchsetzungsvermögen, mit einem
gesunden
„**Ich-Bewusstsein**"
waren Margot unbekannt.

* * *

Ein Leidensweg der sich bei Margot durch
ihre unglückliche Lebensgeschichte wie
ein dunkler Schatten durch ihr Leben
zieht,
aber doch mit dem sehnlichen Wunsch
nach Lebensglück und Zufriedenheit.

* * *

Analytisch zusammengefasst,
beschreibe ich Ihnen noch einmal die wichtigsten Symptome, die bei Margot den Nährboden für ihre Isolation, sozialen Ängste, Zwang- und Willensschwäche geebnet haben.

* * *

Schon seit ihrer Kinderzeit zeigt Margot ein großes unbewusstes Interesse an schönen Dingen, so auch schön angezogen zu sein, was die Aufmerksamkeit auf sie zog.
Sie handelte aus ihrer Gefühlswelt heraus. Denn für das Bewusstsein darüber, war ihre Gehirnreifung, oder auch verzögerte „**Reifung**“, noch nicht weit genug Entwickelt.

* * *

Diese Gedankenmuster für schöne Dinge bildeten sich bei Margot schon sehr früh aus, eben wie ein Püppchen auszusehen.
-Schaut alle her, sehe ich doch immer gut aus, ich brauche eure Komplimente, nur dann kann ich mich gut fühlen-.
Dieses starke und mächtige Gefühl war für solche Denkmuster ein kognitiver Lernvorgang.
...All das war ein unbewusster und lautloser Hilfeschrei eines Kindes, der aber in der isolierten Erziehung unerkannt und ungehört blieb.

* * *

Erzieherische „Glaubenssätze", die sich bei Margot in das kindliche und noch entwicklungsreifende Gehirn als Lernvorgang festgesetzt haben, sind auch später als Erwachsene störende Einflüsse und können Lebenslang das Verhalten negativ beeinflussen.

* * *

Sensitive Neigungen mit
Behauptungsschwäche zeigten sich bei Margot schon in der Kinderzeit.
... Und verstärkt beeinflusst durch die Intensität im negativen Erziehungsstil der Eltern.
Vereinfacht gesagt, Margot strebt nach schönen Dingen wie "**modische Kleidung**“, denn nur dann ist sie wer, als Ersatz für ihr schwaches selbstwertgefühl.

* * *

Margot´s „**vulnerabilität**“,
(ihre sensitive Verletzbarkeit)
ist in ihrem Wesen eingebettet.
Vereinfacht gesagt, ein Mensch mit schwachen psychischen Widerstand verstärken natürlich das Angstverhalten.
Erschwerend kommen noch aus ihrer Schulzeit die Hänseleien und Denunzierungen hinzu.

* * *

So mussre auch pünktlich zur Einschulung von Margot ein Strafkatalog her, ein Punktekatalog, ja ein Punktesystem für Fehlverhalten. Wie bei Ordnungswidrigkeiten im Straßenverkehr. Für noch so Geringfügigkeiten, die bestraft werden mussten. Das hat seit der Schulzeit bei Margot psychische Spuren hinterlassen.
Eine sehr grausame Erziehungsmethode, wobei eigentlich die Eltern bestraft werden müssten.
Aber es war eben im Innenverhältnis der Familie alles sehr gut durchdacht und isoliert, das nichts nach ausßen dringen sollte.

* * *

Mit Eintritt in die Lehre und Berufsleben erfuhr Margot ein Stück Freiheit.
Ein freies Gefühl öffnete sich mit dem Bewusstsein darüber…

-Hier bin ich gefragt, hier bin ich jemand und gut aufgehoben-.
Das gab ihr ein Anstoß von Mut für ihr schwaches Selbstbewusstsein, um Schritt für Schritt ihr Denken über Eltern, Erziehung und Strafkatalog in Frage zu stellen.
… Durch die Entscheidung der Eltern, Margot für eine
Lehrausbildung ins Modenhaus zu stecken, war die einzig ' richtige und vorteilhafte Entscheidung, die Margot nun für ihre weiteren Entwicklungsschritte zugutekam.
Die Eltern allerdings konnten dieses neue Entwicklungsgeschehen nicht voraus ahnen.
Mit Margot´s Trotzigkeit von nun an „**nein**" zu sagen.

* * *

Doch hatte Margot dieses sichere Gefühl nur in ihrem vertrauten Bereich, im Modehaus.
Der Schatten von sozialen Ängsten verfolgte sie weiter,

denn da draußen, tat sich für sie eine Welt auf,
wo nichts Gutes zu erwarten war.
So die Angst aus ihren erlernten Denkmustern.

* * *

Ihren Lehrabschluss bestand Margot mit Auszeichnung.
Ein zusätzliches Hochgefühl für ihr schwaches Selbstbewusstsein.
Man soll es nicht meinen, die Scheidung der Eltern nahm
sie mit Erleichterung auf.
Eine verborgene Sehnsucht erfüllte sich für Margot,
frei zu werden durch dieses unvorhersehbares Ereignis.
Dies war für sie der Anstoß, das Wort "**nein**" zu sagen. Zum großen Unverständnis und Missfallen der Eltern.
Ein neuer Schub Selbstvertrauen für Margot, die zwischen den Fronten der zerrissenen Eltern stand.
Aber als Gewinner hervorging.
So fiel eine schwere Lebenslast von ihr ab.

Das Wort „**Freiheit**“ im Denken
entscheiden und handeln
gewann mehr und mehr an Bedeutung.

* * *

Doch weiter blieben ihre sozialen Ängste
und ließen in der Welt da draußen keine
Kontakte zu.
Doch öffnet manchmal die Zeit neue
Wege, mit der alten
Weisheit,
„**die Zeit heilt alle Wunden**“.
So auch die psychischen Wunden aus alter
Zeit von Margot.
Weit weg sind die verblassten
Erinnerungen
an Strafkatalog, Ehescheidung und
Alkoholismus.

* * *

Ein zweiter Anlauf für eine neue
Partnerschaft bahnte sich an, aber mit
ebenso chaotischem Ausgang einer
narzisstisch-geprägten Persönlichkeit.

Als wenn das alles nicht schon genug wäre,
so Margot in großer Traurigkeit über ihre Lebensumstände.
Was blieb war die Liebe mit Klammerung an ihre Tochter "**Lydia**".
„**Klammerung**", im pathologischen Sinn ist eine symbiotische Bindung.
Das krankhafte festhalten in diesem Fall -Mutter und Tochter-.

* * *

Liebe Leser,
aus dieser analytischen Sichtweise lassen sich schon viele
grundlegende Störungsanteile für geprägte Einflüsse im Psychenerleben von Margot erkennen.

Ende

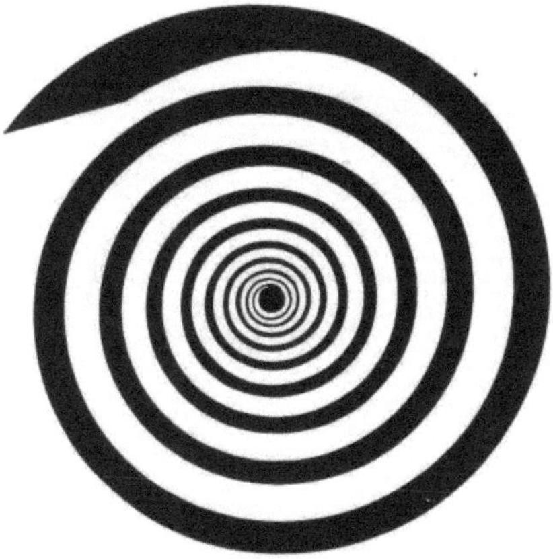

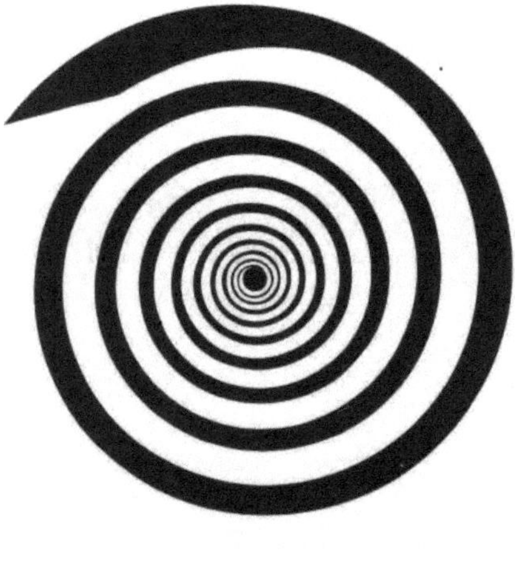

Kapitel 2

Der tragische Tag:

Ein Ereignis, das mein Leben veränderte.

* * *

Margot,
mittlerweile in einem Alter um die 31 Jahre,
mit Tochter Lydia im schulpflichtigen Alter,
beide einander sehr zugetan und verschweißt,
hatten ihr Leben nur auf Gemeinsamkeit ausgerichtet.
Diese Art isoliertes Leben war Margot aus ihrer eigenen Kinderzeit gut bekannt und lebt es so mit ihrer Tochter.
Bedingt durch ihre sozialen Ängste im häuslichen Bereich weiter.

Allerdings ohne Strafkatalog oder übertriebener, moralisch, sittlicher Erziehung.
Harmonie und Ruhe, das war beiden nach der chaotischen Ehe und Partnerschafts-Eskapade sehr wichtig.

* * *

Nun liebe Leser,
die Lebensgeschichte von Margot war mir durch ihre Erzählungen, mit dem leidigen Hintergrund der Kindheit und den Irrwegen bis zu dem tragischen Tag bekannt.
… Ein schwarzer Schicksalstag, der in ihr tiefe Wunden hinterlassen hat, die niemals ganz ausheilen werden und
für Margot das Leben nicht mehr lebenswert macht.
Der Tod der Tochter „Lydia“.
Durch ihre Hand am Lenkrad ihres Autos.
Ihr Leben würde Margot geben, wenn alles noch einmal rückkehrbar zu machen wäre.

* * *

Eine sehr kalte Winternacht im Dezember
mit starken Frost, Schnee und
stellenweise vereisten Straßen geht zu
ende, wovor jeder Autofahrer großen
Respekt mit
einer unvorsichtigen Fahrweise hat.
Eigentlich ein Tag wie jeder andere,
bis auf das Problem Wetter da draußen.
Es war Dienstagmorgen und bevor der
Wecker klingelte,
war Margot wie so oft aus ihrem
unruhigen Schlaf aufgewacht, mit alten
Erinnerungen aus ihrer Kinderzeit,
die immer mal wieder aus ihrem
Unterbewusstsein in Träumen wie
Pfeilspitzen hochkommen.
Mit depressiven Verstimmungen die keine
gute Laune
für die morgendliche Aufstehprozedur
zulassen.

Tochter Lydia noch fest am Schlafen,
wobei Margot in der Küche mit den
Vorbereitungen zum Frühstück und den
Pausenbroten für die Schule beschäftigt
war,
mit einem trüben Blick durch das
beschlagene Küchenfenster auf den
verschneiten Gartenweg.
Wo schon ein reger Verkehr der Vögel in
den vereisten
Baumkronen um das Futterhäuschen
herrschte
Was immer wieder ein morgendliches
Erlebnis für bessere Laune ist.

* * *

Irgendwie drängte die Zeit heute morgen
und war für Margot nicht wie sonst mit
Ruhe, sondern doch mit viel
innerer Unruhe verbunden,
Für die es eigentlich keinen guten Grund
gibt.
Aber manchmal gibt es ebenso einen Tag,
wenn man mit dem falschen Bein
aufgestanden ist.

Der schon morgens so anfängt und den ganzen Tag hindurch verdreht und komisch bleibt.
So ihre Gedanken über das falsche Bein beim Aufstehen.
Was noch ein Überbleibsel von „Glaubenssätzen“ aus ihrer Erziehung ist und Gedanken, die Margot mit etwas Aberglaube verbindet.
Ist heute vielleicht der 13. und Vorsicht geboten.
Doch dieser Gedanke wurde schnell wieder verworfen. Heute ist Dienstag, der 15. und kein Grund für Aberglaube oder Glaubenssätze.
Doch mit ein wenig Aberglaube war Margot schon immer verbunden was noch aus ihrer Kinderzeit herrührt,
und tief in ihrem Unterbewusstsein eingebettet ist.
… Abergläubische Menschen sind sehr sensitiv empfänglich für schlechte Voraussagungen und Nachrichten.
Wie schon gesagt, für Margot mit ihren erlernten Glaubenssätzen im Einklang steht.

Solche Menschen richten ihr Verhalten nach ihren Impulsen und den abergläubischen Vorahnungen aus, ohne das real zu hinterfragen.
Eben einem drohendem Unheil rechtzeitig vorzubeugen und aus dem Wege zu gehen oder noch besser erst gar nicht aus dem Haus zu gehen und abzuwarten bis so ein Tag zu Ende ist.
Selbst zu Hause kann dann auch immer noch was schlimmes passieren
So das Denken darüber.

* * *

Nun ja,
diese Art Vorahnungen misst Margot heute Morgen aber keine große Bedeutung bei.
Schnell holt sie wieder die Realität ein als Tochter Lydia die Küche betritt.
Mit den Worten,
-Guten Morgen Mutter, hast du schon aus dem Küchenfenster geguckt, was da draußen heute Morgen für Wetter ist.

Richtig viel Schnee ist die nachte runter gekommen,
hoffentlich schaffen wir es noch einigermaßen bei der Glätte durch den Verkehr zur Schule und du zur Arbeit. Sonst ruf doch im Modehaus an, dass du heute Morgen krank bist oder so und für die Schule kannst du
mich ja auch gleich entschuldigen.
Dann könnten wir doch mal wieder so einen richtigen gemütlichen Trödeltag machen und ich hole den Schlitten
aus dem Keller oder du kannst dich mal wieder im Park auf dem Teich mit Schlittschuhen auf das Eis trauen oder noch besser, wir bauen einen riesengroßen Schneeman und schmücken ihn mit Hut, Mohrübennase und Besen im Arm, was auch nicht so gefährlich ist wie eislaufen, das wäre doch toll.
Einfach irgendwas verrücktes heute tun-.
... -Ja Lydia,
Irgendwas verrücktes heute tun, das wäre sehr schön und würde ich auch gerne mitmachen, doch das ist heute
überhaupt nicht möglich.

Sehr wichtige Kunden sind heute zu einen Mode Termin eingeladen.
Und ich werde die neue Frühjahrs-Kollektion vorführen. Doch wenn das Wetter die nächsten Tage weiter so bleibt, können wir das gerne nachholen.
Nur heute ist das überhaupt nicht möglich-
.
So Margot über das schwänzen in der schule.
... -Nun ja, dann werde ich schon mal schnell meine Schultasche packen.
Frühstücken tue ich in der Schule, die Zeit ist sowieso zu knapp dafür und wir müssen bestimmt langsam fahren oder bleiben womöglich noch im Schnee Stecken-.
So Lydia.

* * *

… Margot ganz in Gedanken über das „im Schnee stecken bleiben“.
Nur gut, dass mir die Werkstatt noch rechtzeitig die Winterreifen aufmontiert hat.

Denn sonst wäre das bei dem Schnee heute ein großes Problem und wir müssten doch noch so einen außergewöhnlichen Krankentag anmelden.
Nur der Frost und das Eis gibt mir heute Morgen zu denken.
Noch schlimmer ist das Gemisch aus Eis und Schnee.
Die Winterreifen werden nur bei Schnee etwas Sicherheit geben.

Bei eisglatten Straßen aber wenig nützen.
… Früher, so erzählte mir mal jemand, da gab es so eine Spikes Bereifung für Autos.
Da waren so kleine Stahlnocken im Reifen, die konnten gut bei Eis und schneeglatten Straßen gefahren werden und sollen sehr sicher gewesen sein.
Aber machten die wohl den Straßenbelag kaputt und wurden irgendwann verboten.
So Margot ganz in Gedanken heute Morgen
über das Wetter. Nun ja, ich hoffe es wird schon alles gut gehen.

* * *

... -Vergiss die Mütze und Handschuhe nicht, ich geh schon mal raus, fege den Schnee vom Auto und lasse den Motor und Heizung an.
Dann ist es schön warm wenn wir los fahren-.
So Margot in Eile.

... 7:30 Uhr an diesem Dienstagmorgen, die Schneefahrt zur Schule und weiter zum Modenhaus kann beginnen.
Die heute Morgen erheblich länger dauern wird als sonst.
Der Schnee ist Stellenweise schon sehr hoch und der Räumdienst mal wieder mit viel Verspätung dran.
-Es hilft alles nichts, da müssen wir durch, mein Termin im Modenhaus ist zu wichtig-.
So Margot zu Lydia.
... -Schön warm ist es im Auto, hast die Heizung auf volle Pulle gedreht, ich mach das Radio, für Gutelaunemusik an die können wir heute Morgen gut gebrauchen-
So Lydia.

... Erster Gang rein und Handbremse los. Doch was ist das, der Wagen setzt sich nicht in Bewegung. Rückwärtsgang rein, passiert auch nichts.
Beide gucken sich an,
-ist der wagen kaputt oder was soll das sein?
ich Versuchs noch mal im vorwärts und Rückwärtsgang hin und her zu schaukeln, vielleicht passiert dann was-.
Nach mehrmaligem hin und her schaukeln, war ein lautstarkes Knallgeräusch zu hören.
-Jetzt ist auch noch das Auto kaputt-.
So Margot in ihrer Angst.
Doch der Wagen setzte sich langsam in Bewegung, die Bremsen waren über Nacht vom starken Frost und Nässe festgefroren.

… Na, das fängt ja gut an mit unserer Rutsch- und Schlitterfahrt.

... Der Nachbar war so nett, den Bürgersteig und Ausfahrt gleich mit zu fegen.
Und Salz hat er auch gestreut.

Damit auf dem vereisten Weg keiner ausrutscht,
denn das könnte großen Ärger geben.
-Gelegentlich werde ich ihm mal eine große Packung Zigaretten schenken, für diese Gefälligkeit-.
So Margot.

* * *

... Die Schneewolken oder es könnten auch Regenwolken sein, hängen an diesem grauen Morgen sehr tief.
Als wenn das alles nicht schon genug wäre.
Wenn es jetzt auch noch an zu regnen fängt und wir mitten drin.
-Na, dann hilf uns Gott-.
So Margot´s Bedenken darüber.

* * *

Der frühe Autoverkehr hatte schon Spuren auf den verschneiten Straßen hinterlassen, was schon mal ein etwas
sicheres Gefühl war.
Nur immer schön in der Fahrspur bleiben sonst lenkt sich der Wagen von selbst

und schlägt in unkontrollierte Richtungen aus.
Da hilft dann auch kein Bremsen und Gegenlenken mehr.
Der Wagen übernimmt selbst die Führung und war mir vorhin schon einige Male passiert.
Was dann gar nicht mehr lustig ist wenn gerade ein Fußgänger die Straße kreuzt oder eine hohe Bordsteinkante meinen Wagen demoliert.

* * *

... 07.50 Uhr,
die gut ersten 20 Minuten auf den verschneiten Straßen waren geschafft.
Doch je höher wir in die verschneiten Bergregionen kamen, je winterlicher und glatter wurde es auch auf
denn engen Straßen.
Aus anfangs schwachen Schneetreiben war eine Art Eisregen geworden, der alles gefrieren ließ.
Die Scheibenwischer fingen an zu blockieren.

Das gefrorene Eis setzte sich mehr und mehr auf der Windschutzscheibe für eine schlechte Sicht fest.
Zumal es um diese Uhrzeit noch eine Dunkelfahrt im Schmuddelwetter war.
Die Gedanken über eine Umkehr zurück nach Hause war nicht mehr möglich und auch gefährlich.
Die vereiste Straße fing am höchsten Bergpunkt schon an abschüssig mit starkem Gefälle zu werden.
Zumal die tiefen Böschungen links und rechts der Fahrbahn ohne Leitplanken eine Umkehr unmöglich machte.
Margot waren diese Streckenabschnitte sehr wohl bekannt,
doch verkannt hatte sie, dass in den höheren
Bergregionen die Wetter Verhältnisse in diesen Jahreszeiten außergewöhnlich unberechenbar und gefährlich sein können, in dem ostwestfälischen Weserbergland.
Hilflosigkeit stellte sich bei Margot ein.
Nichts war mehr in diesem Gefälle möglich.

Kein wenden, kein bremsen,
Kein lenken ,rein nichts.
Auf zaghafte Bremsversuche reagierte der Wagen mit Blockierungen.
Und brachte das Auto den steil abfallenden Böschungen näher.

* * *

Das Auto hatte auf dem Blitzeis die eigenständige Führung übernommen und rollte von anfänglicher Schrittgeschwindigkeit immer schneller und schneller mit 20,30,40,50,60
und mehr Std/Km die abschüssige Bergstraße hinunter.
Aus Angstreflexe heraus jetzt zu bremsen und zu lenken, das hätte fatale Folgen, für ein abdriften in die seitlich steil abfallenden Böschungen.
Starke Angstsymptome aus dem vegetativen Nervensystem beiden, mit Herzstolpern Atemnot und über Regungen.
Denen spätestens jetzt ihrer Gefahr und Folgen bewusst und klar wurden.
„Egal" was wir jetzt auch machen,
wir sind der Straße hilflos ausgeliefert.

… Aus dieser Hilflosigkeit den letzten Fluchtweg zu wählen und während der Fahrt bei dieser Geschwindigkeit aus dem Auto zu springen.
Selbst diese Fluchtmöglichkeit war versperrt, denn
alle Türen, waren durch den Eisregen zugefroren.
Die Tür Verriegelungen saßen fest.

...**Die tödliche Falle war zugeschnappt**.

* * *

Der Wagen wurde schneller und schneller mit Sichtweite auf die-scharfe Linkskurve und geradeaus der **Todesabgrund**.
Margot, mit der linken Hand noch am Steuer
und der rechten Lydia fest im Handgriff.
Versteinert in der Schockstarre, fehlte die Sprache und jeglicher Blickkontakt zu Lydia.
Mit ihren „**Tod**“ vor Augen, fehlte beiden die Kraft sich anzusehen.
Der Wagen raste dem Abgrund entgegen.

* * *

… Liebe Leser,
stellen Sie sich doch einmal dieses „**Tödesszenario**" in ihrer Fantasie vor.
Sie würden am Steuer dieses Autos sitzen.
Bei Dunkelheit in einem abschüssigen Berggefälle im Blitzeis spiegelglatter Fahrbahn mit hoher Geschwindigkeit und Türen, die sich nicht mehr öffnen lassen.
In Sichtweite die Schlucht.
Vor Augen den "**Tod**" auf sich zukommen sehen.

... Was mag in dieser kurzen Minute bei klarem Bewusstsein in Margot und Lydia vorgegangen sein.
Was für Gefühlswallungen in dieser „**apokalyptischen Todesfahrt**".

… Das liebe Leser sprengt jede Vorstellung und kann hier nicht weiter beschrieben werden.

* * *

Der Wagen mit Margot und Lydia raste ungebremst bis zur Linkskurve geradeaus den steilen Abhang hinunter,
überschlug sich mehrere Male und blieb bis zum letzten Stillstand auf dem Dach im meterhohen Schnee liegen.
So waren Margots letzten Erinnerungen, bis ihr Bewusstsein aussetzte.

* * *

Wie im Nachhinein durch die Polizei- und Feuerwehrberichte bekannt wurde, kam zeitgleich im Gegenverkehr, also in der Bergauffahrt, aus der
scharfen Linkskurve, ein Bauer mit Traktor und Schneeschieber für die Räumung der Bergstraße entgegen.
Der das Unfallgeschehen noch halbwegs mitbekommen hatte, sodass eilige Hilfe durch die nahegelegene Feuerwehr und Notärzte eintreffen konnten.

Mit schweren Gerätschaften wurden Margot und Lydia aus ihrem Fahrzeugwrack in die hände der Notärzte befreit.

..."**Glück**"
oder „**Glück im Unglück**"
Oder war es doch ein Hauch von „**Aberglaube**".
Für diese schnelle Hilfe, die da auf Margot und Lydia zugekommen war.
Es hätte auch noch viele Stunden für Hilfe in dieser abgelegenen Bergregion dauern können,
bis sich jemand auf die vereiste Bergstraße getraut hätte oder es diesem "**Jemand**" ähnlich ergangen wäre.

* * *

Nach den Ärzteberichten stellte sich die weitere Notarztbehandlung vor Ort des Geschehens
im Notarztwagen so dar:
Schwer verletzt wurde die Sofortuntersuchung der Lebenserhaltenden Organ Funktionen bei Margot eingeleitet.

Wobei keine Herzfrequenzsignale auf der Anzeige gesendet wurden.
Mit anderen Worten, der Herzstillstand war bei Margot eingetreten.
„**Margot war Tod**“.

* * *

... Nur die lebenserhaltende wichtige Frage war jetzt,
wie lange war der Herzstillstand bei Margot schon eingetreten?
Eine lebenswichtige Frage für den behandelnden Notarzt,
die für eine Reanimation
„**Rückholung ins Leben**“
eine bedeutende Voraussetzung war.
Doch über diese Frage lange nachzudenken, blieb für den Arzt keine Zeit.
Von nun an zählte jede Sekunde, denn wenn das Zeitfenster über längere Zeit für eine Reanimation überschritten ist, dann bleibt die Rückholung der Herztätigkeit erfolglos oder kommt gar nicht erst zur Anwendung.

Immer mitbedacht wird, dass nur
begrenzte Reanimationsversuche möglich
sind.
Doch der Notarzt reagierte instinktiv.
Er wusste aus der Notuntersuchung und
von der Polizei,
dass das Unfallgeschehen kurz vorher
Es konnte noch im Zeitfenster für eine
Reanimation liegen
und begann mit der Rückholung bei
Margot.

* * *

... Ein 1. Versuch mit dem Elektroschock
wurde angesetzt.
Kurze Pause, mit dem Blick auf die
Anzeige.
„**Keine Herzfrequenzsignale**".

… Der 2. Versuch, wieder erwartungsvolle
Beobachtung auf die Anzeige.
„**Keine Herzfrequenzsignale**".

… Jetzt setzte der Notarzt zum
3. und letzten Mal den Elektroschock bei Margot an, jedoch diesmal mit einer kleinen Zeitverzögerung
und einem letzten hoffnungsvollen Blick auf die Instrumentenanzeige.
In dieser zehntel Sekunde bevor der Arzt den Einschalter am Elektroschocker drückte, ein Herzsignal auf der Instrumentenanzeige.
Ein schwaches Signal, aber es war ein Signal mit langsamer Stabilität am Beatmungsgerät.
...**Für Margot ein Schritt zurück aus dem**
Jenseits.

* * *

Zeitgleich im zweiten Notarztwagen:
Die Reanimationsversuche bei Tochter Lydia.
Die Rückholungsversuche ins Leben blieben Erfolglos.
„**Ihr Tod war eingetreten**".
In einer Notfahrt wurde das nächste Krankenhau angefahren.

Für lebenserhaltenden Maßnahmen bei Margot, die in tiefer Bewusstlosigkeit lag.

* * *

Nach Tagen der Bewusstlosigkeit wachte Margot wieder auf.
Sie konnte ihrem „**Tod**" durch die rechtzeitige Hilfe noch entrinnen.

… Doch für Tochter Lydia kam jede Hilfe zu spät.
Die traurige Mitteilung durch den Arzt, liebe Leser, vermag ich hier nicht weiter auszuführen und überlasse es Ihrer Einfühl- und Mitfühlsamkeit.

Ende

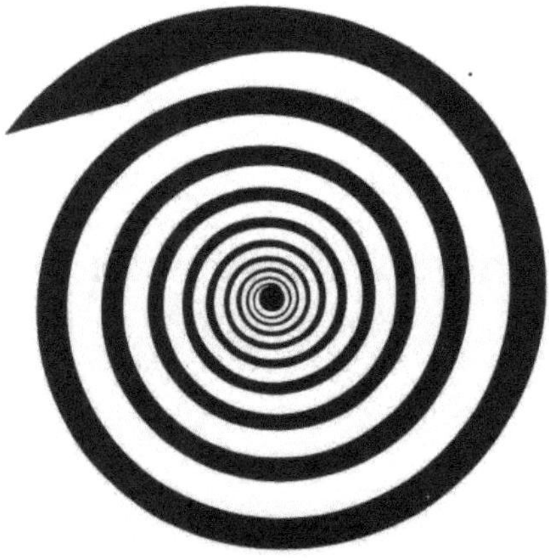

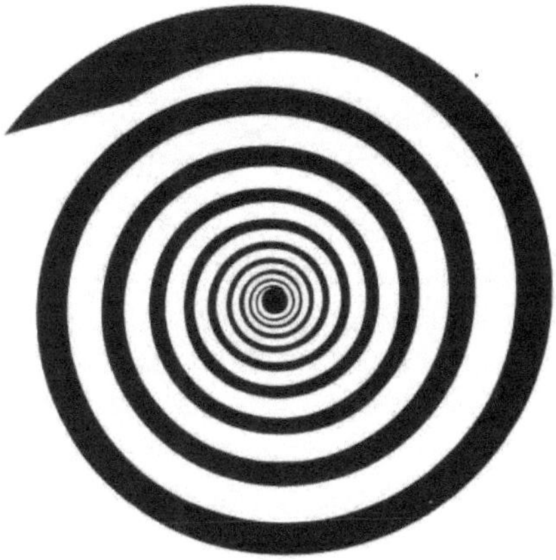

Aus dieser „**Tragödie**“
eine kurze analytische Sichtweise, die Margot mit ihren
psychischen Vorbelastungen noch weiter destruktiv in die Tiefe zieht.

* * *

Die psychischen Vorbelastungen bei Margot sind Ihnen aus Kapitel 1 bekannt.
Ihre isolierte Erziehung mit geprägten und erlernten denkmustern durch Glaubenssätze für ein schwaches Selbstwertgefühl und Selbstbewusstsein in ihrem
Sensitiven Wesen.

… Der Strafkatalog gleicht einer Bibel nach der gelebt werden musste.
Das sich im Kindesalter bei Margot in die noch ungeschützte Gehirnreifung als eine negative psychische Grundausstattung herausgebildet hat und sich im Älterwerden als eine Verhaltens Anomalie äußert.
Das auch außenstehenden Beobachtern nicht verborgen bleibt.

… Durch ihre Partnerschaftseskapaden hat sich die sensitive Margot aus Hilflosigkeit in einer symbiotischen Bindung (eine Klammerung) an ihre Tochter gebunden gefühlt.

Liebe Leser,
wie zu Anfang in diesem Buch
geschrieben,
ist es von großer Wichtigkeit,
um einen Menschen verstehen zu können,
muss man seine Lebensgeschichte kennen.
In der Psychotherapie als „Anamnese“
wird benannt, denn da liegen die
verborgenen und getarnten Störungsanteile
für psychische Belastungen oder Neurosen
im schweren Verlauf Psychotische
Störungen.
Dazu gehört auch die Unfall Tragödie von
Margot.
Das nicht ohne psychische Belastungen
bleiben wird sondern sich weiter wie ein
roter Faden mit prägendem Einfluss durch
ihr Leben zieht.

* * *

In der Kindheit von Margot, mit dem
Hang zum Aberglaube, bedingt durch ihre
isolierte Erziehung,
immer in der Erwartung,
ja in einer Vorahnung das etwas
schlimmes oder gar großes Unheil
passiert.
Was mit starken Angstreaktionen in ein
„**Vermeidungsverhalten**“ übergeht.
Dinge eben anders zu machen oder zu
umgehen wie sonst üblich, wenn so eine
abergläubische Eingebung sich
einschleicht.

* * *

Margot, aus ihrer Hilflosigkeit heraus mit
Entscheidungsschwächen schon bei
Geringfügigkeiten, die in Überregungen
aus dem vegetativen Nervensystem
mit körperliche Symptomen und
Einschränkungen auf sie übergehen.

* * *

Als wenn das alles nicht schon genug wäre und obendrauf noch die Unfalltragödie.
Das „**Tüpfelchen**",
Die ihre Psyche „**überlastet**".

* * *

Den eigenen „**Tod**" vor sich zu sehen, ja, mit zu erleben ,das gleicht wie im Krieg einer Scheinerschießung.
Die ein sensitiver Mensch wie Margot mit mehrfacher Intensität aufnimmt und in eine „**Posttraumatische Belastungsstörung**" (PTBS) übergehen muss.
Denn kein Mensch kann sich mit so einer Todes-Szenerie davon freisprechen, dass keine psychischen Spuren oder bleibende Schäden hinterlässt, wenn so eine tödliche Falle zuschnappt.

* * *

Die traurige Mitteilung der Ärzte über den Tod von Tochter Lydia, geben Margot den Rest für psychisches posttraumatisches Leiden.

* * *

... Eine kurze Erklärung, was die Wissenschaft zu einer potraumatischen-Belastungrung sagt und in der Psychotherapie als Kurzbezeichnung (PTBS) benannt wird.

… Eine (PTBS) liebe Leser,
ist eine verzögerte oder auch verlängerte Intensive Reaktion wie bei Margot beschrieben,
eine Trauer Reaktion.
Durch den Tod ihrer Tochter im Todesszenario, mit Verzweiflung, Schuldgefühlen, Rückzug in die Isolation und kann im chronischen Verlauf bis zu einer
Persönlichkeitsänderung führen,

die dann lebenslang mit Einschränkungen einhergeht.
Mit anderen Worten, der Mensch den man mal kannte ist ein anderer geworden.
Negative Denk- und Verhaltensweisen, die dieser Mensch vorher nicht hatte.
Sind als „ich Synton“ in ihn übergegangen und gehören nun untrennbar zu ihm.
Die sich immer wiederholenden, sogenannten „**Flashbacks**“; das sind Nachhallerinnerungen und sind mit großer Angst verbunden.
Diese Erinnerungen oder auch Träume an das schwere Ereignis könnten sich wiederholen.
Starke psychische Symptome aus dem vegetativ Sympathikutonen Nervensystem, wie Schlafstörungen,
Depressionen, Überregtheit, Hypertonie (Bluthochdruck) Schreckhaftigkeit und Angstträume sind nur einige pathologische Symptome, die immer mit einer Neigung zur Suizidalität verbunden sein können.
Also Gedanken oder auch Ausführungen an eine Selbsttötung.

… Das Leben hat einfach keinen „**Sinn**“ mehr, es ist sinnlos nach dem Trauma Erlebnis geworden.
Di Sinnlosigkeit beherrscht den Tag, den Monat, das Jahr und die Jahre.
In der Regel können solche PTBS Trauerreaktionen bis zu 10 Jahre anhalten.
Allerdings bei schwerem Verlauf auch Lebenslang mit einer Persönlichkeitsveränderung.
Der Mensch der er mal war, ist ein anderer geworden.
Negatives.
Denken und Verhalt bestimmt fortan sein ganzes Leben.
Das alles ist eine „**PTBS**“ eine posttraumatische Störung. Zurück zu führen auf ein schweres traumatisches Ereignis wie bei Margot.

* * *

Liebe Leser,
Sie erkennen aus dem Kapitel 1 und diesem Kapitel 2, was sich da an kranken Belastungssymptomen aus Margots Vergangenheit im Denken und Verhalten ausgeprägt hat.
All diese außergewöhnlich schweren Belastungen die Margot durchleben musste, hat psychische und auch körperliche Spuren hinterlassen.
Eine Vergangenheit die bis hierher vom Unglück verfolgt war und der Ausgang sehr ungewiss bleibt.

Ende

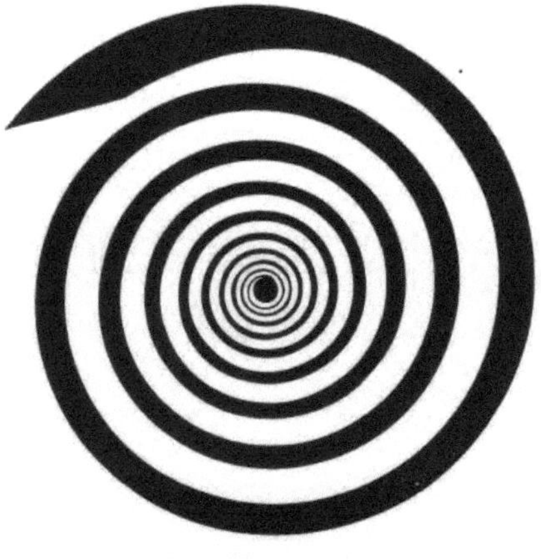

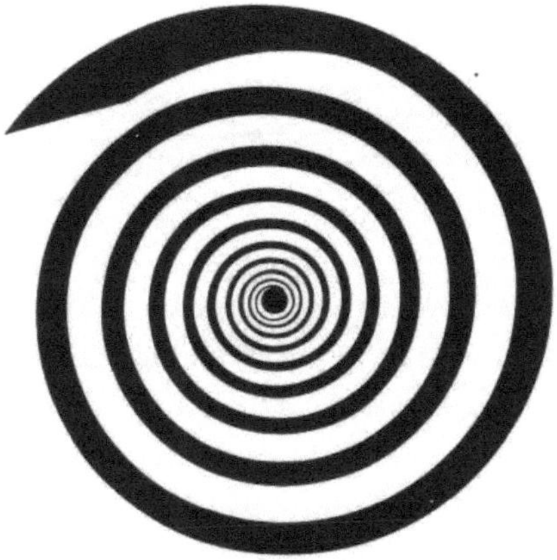

Kapitel 3

Eine Botschaft aus dem "Jenseits“

mein Leben

zwischen Gewissen, Schuld und Sühne.

* * *

Und so verging für Margot eine lange Zeit mit Krankenhaus und Rehabilitation, die Margot körperlich wieder gesund werden ließen.
Allerdings waren ihre psychischen Beschwerden keineswegs rehabilitiert.
Die Trauer um den „**Tod**“ ihrer Tochter Lydia hatte tiefe Wunden in ihrem Seelenleben hinterlassen.
So auch am Begräbnistag von Lydia, konnte Margot durch ihren Hospitalismus (langer Krankenhausaufenthalt) zum Abschied nicht teilnehmen.
Sie wurde auf dem nahegelegenen Friedhof durch die Gemeinde zelebriert.
Eine einfache Grabstätte mit einem kleinen Kreuz und ihrem Namen darauf,

wies auf das Grab von Lydia hin,
Das Margot täglich in kleinen Trauer-Ritualen besuchte und liebevoll pflegte.
Immer in den frühen Abendstunden führte es sie zum Grab,
immer ganz in schwarzer Trauerkleidung.
Margot will ihre Trauerrituale verbergen und der Schutz der Dunkelheit legt sich wie ein Trauerschleier über
Sie.

* * *

Es ist wieder Winter mit viel Schnee und Margot auf dem Weg zur Grabstätte durch den langen Gartenweg,
den sie zuletzt mit Lydia zur Todesfahrt gegangen war,
lässt wieder traurige Erinnerungen in ihr wach werden.
Gerne hätte sie in der **Todesfahrt** mit dem „**Tod**" vor Augen zu Lydia noch ein paar Worte gesagt.
Aber sie konnte in ihrer Schreckstarre nicht sprechen.
Die Erstarrung war zu mächtig.

Dieses belastet Margot noch heute mit starken Schuldgefühlen, ja mit krankhaften Schuldgefühlen.
Jedoch ist es jetzt zu spät für ein paar Worte, aber gleich an ihrem Grab werde sie Lydia wieder um Vergebung bitten.
So, das Denken darüber an diesem kalten Winterabend auf dem Friedhofweg.

* * *

Aber auch ein Mischgefühl überfällt Margot, mit Erinnerung an glücklichere Tage.
Eine glückliche Zeit, „**damals**“ mit Tochter Lydia Hand in Hand in den nahegelegenen Parkanlagen spazieren zu gehen.
Am großen Teich mit Springbrunnen und Wasserspielen
mit vielen Enten drumherum.
Das war für beide immer ein wohltuendes Erlebnis
und für Margots Sensibilität wirkte Wassergeplätscher immer beruhigend.

… Doch schnell verdrängte Margot, mit Sichtweite auf lydias Grab diese Gedanken und die Wirklichkeit hatte sie wieder eingeholt.
Es waren immer die gleichen Trauerrituale in Selbstgespräche vertieft über Schuld, Gewissen und Sühne mit aufgelegter Hand auf das Grabkreuz.
Als wenn das für Margot so wäre die Hand von Lydia zu halten.
Ja eine Gefühlsverbindung zu ihr herstellen zu wollen,.die Hand von Lydia zu ergreifen, was sie in ihrer tiefen Trauerschuld auch so empfand.
Die Hand zu reichen, mit der Bitte „**vergib mir Lydia**“.

* * *

Wie an jedem Tag kehrte Margot an einem kalten Winterabend von Lydias Grab nach Hause zurück.
An diesem hellen Vollmondabend verwandelte sich
die verschneite Parkanlage in eine Märchenlandschaft, ja eine Zauberlandschaft,

so die Empfindungen von Margot
Aber auch mit schlimmen Erinnerungen an diese weiße
Schneepracht.
So saß Margot noch spät abends in ihrer Küche bei Kerzenlicht.
Etwas entspannt bei Tee und Gebäck, wie damals.
Mit einem Blick aus dem beschlagenen Küchenfenster auf den verschneiten Gartenweg der in den Tod führte.
Die Küchengeräusche mit dem ticken der alten Pendeluhr, an der Wand und das leise Surren der Elektrogeräte,
wirkten sehr beruhigend auf Margot und war doch an solchen Abenden in ihrem destruktiven Grübelkarussel tief in Erinnerungen versunken.
Sie wollte nicht und sie konnte sich auch nicht aus ihren Fesseln befreien.

… „**Nein**“
Sie hatte sich selbst zum leiden Verurteilt mit einer selbstauferlegten lebenslangen Bestrafung.
Sie wollte und musste sich schuldig fühlen.

Sie wollte büßen.
Mit ihrer Schuldigkeit am Tod von Lydia im Denken darüber:
-Du musst dich schuldig fühlen.
-Du bist Schuld.
-Du musst leiden.
Und das wollte Margot auch.
Sie wollte eine Bestrafung von einer höheren Gerichtsbarkeit.
Ein göttliches Urteil, das ihr auferlegt war und nach der sie leben will.
Wobei diese Gedanken einem Klosterleben ähnlich sind oder in einem Schuldkomplex abdriften.
So tief war die Trauer und Schuldverzweifelung bei Margot verwurzelt.
Psychotherapeutische und Trauma therapeutische Hilfe lehnte Margot ab und wäre eine Möglichkeit gewesen, diesen Schuldkomplex zu lindern oder auch auszuheilen.
Was allerdings nie möglich ist, wenn sich ein Mensch wie Margot dagegen stellt und dieses nicht zulässt.

* * *

So, in diesen Gedanken mit ihrem Schmerz und Verzweiflung vertieft, saß Margot versunken in der Küche,
bis sie von sonderbaren Geräuschen da draußen vom verschneiten Garten aufmerksam wurde.
Es waren Gehgeräusche im vereisten Schnee die sich schleppend dem Küchenfenster näherten und plötzlich aufhörten bis es ganz still wurde.
"**Erschrocken**",
mit dem Blick zum beschlagenen Fenster, was könnte das sein?
Und da, eine Gesichtssilhouette, ein Schattenriss im Fenster, das Gesicht eines Kindes war zu erkennen, was hinein sah.
So stellte sich das in diesem Augenblick für Margot da.
Ein Gesicht mit Lippen die sich bewegen, als wollten sie etwas sagen, etwas mitteilen.

... Doch Worte die Margot durch das geschlossene Küchenfenster nicht erreichen konnten.
Worte, die nicht durchdrangen zu ihr.

Es blieb stumm.

… Die Gesichtssilhouette, die Margot wahrnahm und sich dessen sicher war, das war Lydia mit einer Botschaft aus dem „Jenseits“.
In diesem Augenblick war sie wieder da, die Schockstarre, wie an jenem Morgen in der Todesfahrt, die sie für jedes Wort unfähig machte.
Es waren nur Blicke in das Silhouettengesicht von Lydia,
ohne weitere Regungen.
Aber für Margot doch wirklichkeitsnah.
Mutigkeit überfiel sie als das Gesicht am Fenster verschwand und rannte hinaus.
Tat sich doch in diesem Augenblick eine Chance auf.
So ihre Reaktion, das zu sagen, was ihr bis jetzt verwehrt geblieben war.

„**Lydia verzeih mir**".

* * *

Was dann da draußen auf dem verschneiten Gartenweg zu sehen war, das waren Fußspuren im Schnee. Kinderfußspuren im frischen hartgefrorenem Schnee und auch auf der Gartenbank, vor dem Küchenfenster um hineinzusehen.

… Und da, der atembeschlagene und gefrorene Gesichtsabruck einer Gesichtssilhouette auf dem Fensterglas.

… Das war Wirklichkeit, das kann kein Traum gewesen sein.
„Lydia" wollte mir eine Botschaft bringen. Sie wollte mir etwas wichtiges aus dem **„Jenseits“** mitteilen.
Margot erschrocken, aber auch im Nachhinein mit einem glücklichen Gefühl über diese Begegnung.
„Einem Zeichen von Lydia aus dem Jenseits“

* * *

... Liebe Leser,
diese Begegnung, dieser Kontakt aus dem Jenseits nahm Margot sehr wirklichkeitsnah auf
Im festen Glauben eine Botschaft aus dem Jenseits erhalten zu haben.

* * *

... Mit viel innerer Unruhe und hoffnungsvoller Erwartung
sehnte Margot noch lange Zeit danach einen neuen Kontakt zu Lydia aus dem **„Jenseits“** entgegen, der aber unbeantwortet blieb.

* * *

... War das alles Wirklichkeit oder eine Sinnestäuschung, im gleitenden Übergang in das reich der unerklärbaren Phänomene.
War es eine verschwommene Simulation.

… Eine illusionäre Verkennung, eine Halluzination eine Wahrnehmungsstörung oder sonst was von Geisterhand geleitetes in dieser eisigen Nacht.
Was Margot da am Fenster sah oder viel es doch in das reich der unerklärbaren „**Phänomene**“, für die es keine reale Grundlage gibt.
Entsprang es Margot doch ihrer unbewussten Energie mit einem übermächtigen Irrglaube aus ihrer geprägten Gefühlswert.
Das so stark war etwas erkannt zu haben, was es nicht gab.

* * *

Aber wie ist die, Wirklichkeitsnahe Begegnung zu erklären?
Die Gehgeräusche, da Stampfen im gefrorenen Schnee auf dem Gartenweg.
… Der Schattenriss am Fenster mit der „**Silhouette**“ eines Kindergesichtes, was hinein sah und Worte die Margot nicht erreichen konnten.
… Der Gesichtsabdruck,
vom Atmen angefroren auf dem äußeren Fensterglas.

… Kinderfußspuren im Schnee, auf dem Gartenweg und nicht zu vergessen…
Träume ähnlicher Art die Margot in unruhigen Nächten als Vorboten für eine Begegnung dieser Art hatte.

* * *

Was hat Margot da gesehen.
Wirklichkeit oder illusionäre Verkennungen.

Das allerdings würde die Fußspuren im Schnee
und dem Gesichtsabdruck auf dem vereisten Fensterglas
widersprechen.
Kann ein unerklärbares Phänomen mit einer höheren Fügung in Betracht gezogen werden oder war die Botschaft aus dem „**Jenseits**" Wirklichkeit.

liebe Leser,
Erlebnisse dieser Art sind immer sehr schwer glaubwürdig zu vermitteln und wenn überhaupt, dann mit einem Beigeschmack von Mystik des Übersinnlichen, was
Margot da wiederfahren war.
So behielt Margot diese Botschaft aus dem „**Jenseits**", ihre unerklärbare Wahrnehmung für sich.
Niemand sollte davon erfahren.

* * *

Ein **„Schuldkomplex“**
der Margot beherrscht, ist mit ihrem
Gewissen im Zwiespalt.
Das mächtige Gefühl etwas
schwerwiegend Unrechtes getan zu
haben, was nicht wieder gut zu machen ist.
Woraus sich dann dieses Schuldgefühl mit
Denkmuster verschmelzen und prägen,
die Margot destruktiv niederdrücken und
in einem Schuldkomplex gefangen halten.
Unbewusste Vorgänge nehmen gegen
Margot eine feindliche Haltung ein.
Sie erfreuen sich sozusagen an ihrem
Schuldkomplex und bestehen nun auf den
Platz im Unterbewusstsein das keine
Veränderung zulassen will der
Schuldkomplex besteht nur in Margots
Phantasie, der Einbildung und ist mit
einem starken Schuldgefühl
herangewachsen.
Das nur den bösen Gedanken entsprungen
ist und sich
**„als erlerntes denken gegen Margot
stellt“**.

* * *

Die Todesfahrt mit Schuld am Tod von Lydia, diese starke Einbildungsenergie verfestigt und formiert sich
aus vielen gedanklichen Puzzelteilen als synaptisch vernetzter Lernvorgang im Gehirn, zu einem vollständigen Komplexbild.
Der Schuldkomplex ist geboren.
Margot lebt in diesem Schuldlabyrinth, ohne jemals allein
zu einem Ausgang zu finden.
… **Ich bin schuldig**,
... **Ich habe gesündigt**
… **Ich habe Lydia durch meine Hand am Lenkrad meines Autos getötet.**
In diesem Denken liegt der Nährboden für ihren Schuldkomplex.

* * *

Ein Schuldkomplex
beinhaltet starke Ängste mit Vermeidungsverhalten.

So vermeidet Margot alles was an diesen tragischen Tag mit Erinnerungen verbunden war, das sich einschränkend in ihrem ganzen Lebensbereich auswirkt.
So stellte Margot nach den Rehabilitationen das Autofahren ganz ein.
Am Lenkrad eines Autos zu sitzen, da werden Erinnerungen wach und schießen wie Pfeilspitzen aus
dem Unterbewusstsein hoch und dringen mit stärksten
Erinnerungen und Ängsten in ihr Bewusstsein ein.
Die Folgen sind unerträgliche psychische und vegetative Ausbrüche.
So nutzt sie für Erledigungen oder den Weg zur Arbeit,
öffentliche Verkehrsmittel.
Und bei gutem Wetter, das Fahrrad.
Auch vermeidet sie so gut es ihr möglich ist im Winter den Blick aus dem Küchenfenster auf den verschneiten Gartenweg.
Der zur Todesfahrt führte.
So auch in kleinen Dingen achtete Margot immer sehr mit Vermeidungsverhalten darauf, dass sie nichts an diesen tragischen Tag erinnern sollte.

* * *

Um diesen seelischen Schmerz aushalten zu können, war Margot in ihren zeitweiligen Erinnerungsschüben ab und an dem Alkohol zugetan.
Der ein linderndes Gefühl für ihren Schuldkomplex bewirkte.
Allerdings am Tag danach die alte Leidenslast sich wieder einstellte und sie in Gewahrsam nahm.

* * *

Ihre Arbeit im Modenhaus ging sie weiter nach, wobei die
Geschäftsleitung Rücksicht auf ihre Lebensumstände nahm, aber auch sehr darum bedacht war, die wichtige Vertrauensstellung mit Margot weiter zu besetzen.
Sie war weiter sehr zuverlässig und in ihrer Arbeit bemüht, alles bestens und zur Zufriedenheit zu machen.
Was sie auch als Ablenkung für ihre Gedankenlast brauchte.

* * *

Liebe Leser,
betrachten sie doch einmal bis hierher die Lebensgeschichte von Margot.
Angefangen hat alles in ihrer Kinder- und Jugendzeit und weiter ihre chaotische Ehe und Partnerschaft, als wenn das alles nicht schon genug wäre.
Dann ihre Nahtoderfahrung mit langem Hospitalismus und Rehabilitationen.
Und ein Schuldlabyrinth was sie gefangen hält.
Da ist der „**Spagat**", um zu vergessen.
Der Alkohol nicht mehr weit.
Doch war Margot immer sehr darauf bedacht den Arbeitsbereich im Modenhaus davon frei zu halten.
Denn nur da konnte sie sein, die sie immer war.
… „**Seht alle her**" meine Welt ist in Ordnung.
...**Welch ein großer Trugschluss**
Der ihr sehr wohl bewusst war.

Ende

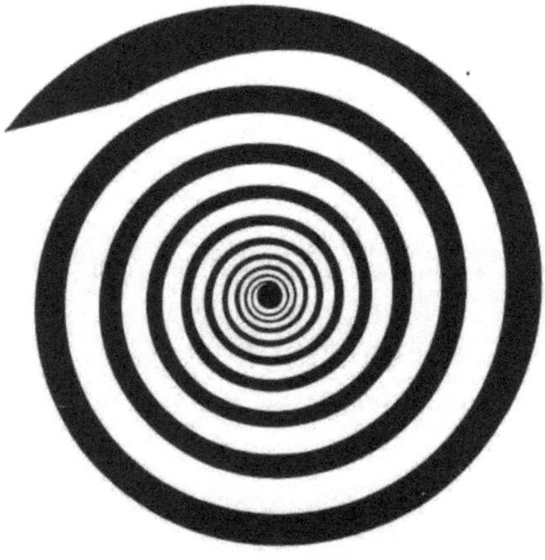

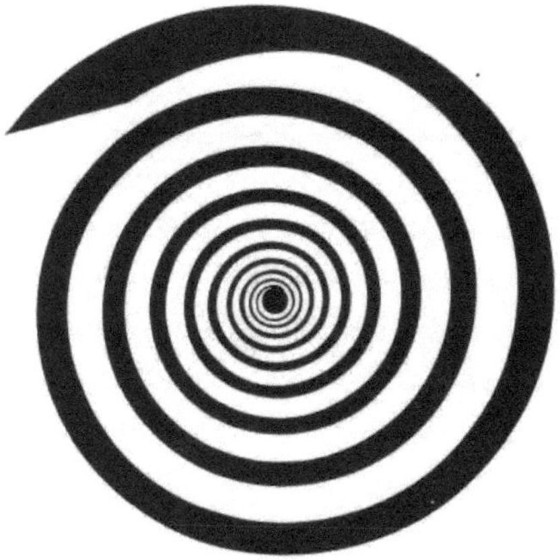

Kapitel 4

die Beratung

Mit Aufklärung zur Vorbereitung für den

Hypnosetrnce

* * *

Liebe Leser,
bis hierher kennen Sie nun die Lebensgeschichte von Margot.
Die vom Unglück verfolgt und ihr auferlegt war.
Aus diesem tiefen Schmerz heraus aber auch mit viel Selbstzweifel behaftet, nahm Margot Kontakt zu mir auf.
Ihre Selbstzweifel richtete sie nach vielen Seiten aus.
Wem konnte sie die Botschaft aus dem „**Jenseits**“ anvertrauen, um nicht noch kränker als sie schon war, abgestempelt zu werden.

Wer würde ihr glauben oder überhaupt zuhören wollen und sich womöglich so manche psychische Leiendiagnostik anhören zu müssen oder mit psychotischen Störungen
beim Psychiater abgehandelt zu werden. Möglicherweise noch unter Psychopharmaka oder sonstige Medikationen gesetzt zu werden.
Irgendwie wollte Margot „**Vertrautheit**" für ihre aufgestauten Probleme finden. Jemand, der sich Zeit nimmt und Verständnis zeigt, jemand der zuhören konnte und womöglich für alles eine Erklärung hatte.
Wer also kommt für so etwas in Frage. Könnte es jemand aus der Psychotherapie oder dem
Spirituellen Exorzismus sein?
Der Esoterik oder auch die Ergründungen aus dem Unterbewusstsein durch hypnotische Einwirkungen.

* * *

So zog Margot das letztere in Erwägung.
Ihre Kontaktbegegnung aus dem „**Jenseits**“ und „**Nahtoderfahrung**“ an zu vertrauen.
Es müsste, so dachte Margot, noch irgendwas an Erinnerungen in ihrem Unterbewusstsein eingelagert sein und durch hypnotische Einwirkungen mehr Licht in dieses dunkle Mysterium bringen zu können.

… „**Durch eine hypnotische Ergründung**“.
Dieser Gedanke beschäftigte Margot fortan.
Den Jenseitskontakt mit Lydia und Ihre Nahtoderfahrung.
Mit dem Blick durch den Spalt einer geöffneten Tür ins Jenseits erlebt zu haben.

Aus dieser Lebenslast heraus, die schwer wiegte und sie verfolgte wo immer Margot auch war.
Bahnte sich eine erste Kontaktaufnahme für ein Beratungsgespräch zu mir an.
Aus den vorangegangenen Telefongesprächen hörte ich Margots Unsicherheit, Zurückhaltung und Misstrauen durch meine Fragestellungen.
Aber auch hoffnungsvolle Hilfesuche heraus, als ein Mix aus vielen negativen und positiven Anteilen
Was ich da zwischen den Zeilen heraus erkennen konnte.
Wobei doch das negative überwiegte.
So war mir sehr schnell klar, ich muss gut vorbereitet, ja ich würde eher sagen bestens gerüstet sein, für das erste Kennenlerngespräch.
Was in ihrem sicheren und geschützten heimischen Bereich stattfinden sollte.
Um mit viel empathischen Einfühlungsvermögen das Vertrauen von Margot zu gewinnen.

Mir war sehr wohl klar, dass ich auf eine hochgradig sensitive und empfindsame Klientin traf, die bei „**mir**“
wie ein Pfadfinder nur auf der Suche war, negatives Ausdrucksverhalten aufzuspüren.
Und mein gesamtes Verhalten sehr inspiziert einordnete.

* * *

Aber ich war nun mal da, um den Menschen, der mir jetzt
gegenüber saß meine Hilfe anzubieten.
Allerdings stand mir der Kraftakt noch bevor.
Ihre verschlossene Gefühlswelt, die Verpanzerung um ihre
Seele aufzuweichen und durchlässig zu machen.
Für eine freie Assoziation, das offene herunter erzählen, was sie bedrückt.
Um für ihren Kontakt aus dem "**Jenseits**" einen Ansatz zu finden und einzuhaken.

* * *

So war nach einem mehrstündigen
Gespräch das Eis gebrochen.
In zwei weiteren Folgeberatungen die Empfänglichkeit
für die Hypnose-Induktionen bei Margot erreicht.

… Ihre Lebensgeschichte war mir nun bekannt und ich konnte die weitere Beratung ausrichten auf das direkte Anliegen von Margot.

… **Anteile aus dem Unterbewusstsein ihrer Nahtoderfahrung sichtbarer und erklärbarer zu machen.**

Und so begann ich, Margot die Hypnose in der Vorgehensweise und Durchführung verständlich vorzutragen.
Aber ich erkannte auch in ihr eine sehr interessierte und
aufmerksame Zuhörerin.

Es schien ihr alles sehr wichtig und spannend zu sein, etwas was sie in sich trägt.
Sichtbar zu machen, was bisher unsichtbar war
und gut getarnt in ihrem Unterbewusstsein verborgen hält.

* * *

Nach al1 dem, was ich nun von Ihnen weiß,
so sagte ich zu Margot,
ist es für Sie aber auch für mich von großer, ja von sehr großer Wichtigkeit das sie ihre
"**Todesfahrt, Ihr Unfalltrauma**"
Nicht noch einmal in der Hypnose durchleben müssen.
Denn das ist die große Gefahr bei hypnotischen Einwirkungen in das Unterbewusstsein.
Das ungewollten Rückerinnerung an das Geschehen,
durch Energieschübe in Ihr Bewusstsein dringen, denen Sie dann willenlos ausgesetzt sind.

Im Nachhinein schwer belastend sein können.
Aber Margot, das sei jetzt noch einmal klar zum Ausdruck gebracht und so habe ich das auch verstanden.
Es geht Ihnen um eine mögliche Erinnerung aus ihrem Unterbewusstsein, mit eindrücken aus dem kurzen Blick
Einer geöffneten Tür ins "**Jenseits**".
... Mit solchen Gedanken haben Sie sich sehr lange beschäftigt, was da in diesem kurzen Zeitfenster von Ihrem Herzstillstand bis zum Wiedereintritt, die Rückholung ins
Leben passiert sein mag.
Irgendwas, so vermuten sie, muss da noch an verschollenen Erinnerungen eingelagert sein,
was sich durch ihr „tiefes Gefühl in "**Angstträume**" äußert.

* * *

Nachfolgend weitete ich mein
Beratungsgespräch für hypnotische
Trancezustände aus.

… Vor jeder Tiefenhypnose im Trance ist
die Aufklärungs-
und Sorgfaltspflicht ein wichtiger und
verpflichtender Bestandteil.
Zur Schadensabwendung für meinen
Klienten.
Diese Beratung mit Aufklärung- und
Sorgfalt,
darauf weise ich meine Klienten immer
wieder eindringlich hin,
sollte nicht nur abgenickt angehört
sondern auch richtig verstanden werden.

… Denn wenn meine Anwendungsarbeit für die Hypnose auch nur oberflächlich verstanden wird, dann
können sich während den Hypnosen Gedanken mit Unsicherheit und starke Ängste als sogenannte Störfelder einschleichen, also Widerstände mit Ablehnung.
Die sie Margot gegen die Hypnose entwickeln könnten
und damit einen ganzen Hypnose Trance unbrauchbar macht.
Da die einsuggerierten Wirkmechanismen wirkungslos bleiben.

* * *

„Tiefenhypnose“
so führte ich weiter aus, ist ein herabgesetzter Bewusstseinszustand.
Ein Zustand dem jede Klarheit und Logik fehlt.
Da es sich, wenn der Hypnose Trance erreicht ist,
um einen Tiefschlaf ohne Außenwahrnehmungen handelt und auf Griechisch

„**Hypnos**" **der Todesschlaf** genannt wird. Was aber nichts mit dem Tod zu tun hat, sondern lediglich in der Kultur im Volksmund seinen Platz hat.

Also Margot, so sagte ich, seien sie nicht Ängstlich.
Es ist nur ein tiefer und fester Schlaf ohne Außenwahrnehmungen auf die Umwelt.
Hypnose ist erst recht keine „**Narkose**".
Dieser letzter Spaßsatz lockerte die noch etwas frostige
Beratungsatmosphäre mit einem Lächeln auf.

… So folgten viele Fragen von Margot, auf die ich sehr einfühlsam mit den richtigen Antworten bemüht war.

* * *

In den Hypnosen geht es bei ihnen, wie ich verstanden habe, um eine verschollene Erinnerung aus ihrer Nahtoderfahrung.
Um mehr „**Licht**" und Gewissheit in dieses dunkle Mysterium zu bringen.

Ich werde bei ihnen mit leichteren Hypnoseeinwirkungen zur „**Habituation**“ beginnen.
Das heißt die Gewöhnung an die Hypnose und Folgehypnosen, um dann in gesteigerte Vertiefungen
in ihr Unterbewusstsein einzudringen.
Für die letzteren Hypnosevertiefungen werde ich in ihrem
„**Tiefschlaf**“ Fragestellungen vornehmen, die ihr Unterbewusstsein als
„**Impulsantworten“** unzensiert und frei assoziiert beantworten wird.
Ohne ihre bewusste Kontrolle darüber.

… Denn ihr "**Bewusstsein**“ schläft ja fest und nur ihr Unterbewusstsein wird **aktiv** sein.

* * *

Dies alles dient der späteren Zusammensetzung von Puzzelteilen für ein vollständiges Bild,
was da ihr Unterbewusstsein aus ihrer
„**Nahtoderfahrung**“ preisgeben wird,

da diese Impulsantworten „**nicht**“ willentlichen Kontrolle und Zensur unterliegen.
Ihr Unterbewusstsein wird einfach auf Fragen reagieren, ohne das Ihnen Zeit bleibt die Antworten zu manipulieren oder weitschweifig zu umgehen, das auch nicht möglich sein wird.
Da sie ja im tiefen Trance sind und ihr Bewusstsein schläft.

* * *

Denken sie, zu Anfang bei den leichteren Hypnosen
„**nicht**“, dass alles sehr sonderbar ist.
Ode gar keinen Sinn hätte, was da in der Hypnose geschieht.
Für ihre feste Absicht Licht und Ergründung in das Mysterium „Nahtoderfahrung"
zu bringen.
Ist es unbedingt von größter Notwendigkeit,
dass sie mi und dem hypnotischen Vorgehen vertrauen.

Denn nur dann wird es möglich sein, in einem späteren Ergebnisgespräch die Antworten aus ihrem unbewussten zu einem vollständigen Puzzelbild zusammen zu setzen.
Es hat eben alles seinen sehr tiefen und wichtigen Sinn,
den sie aber erst viel später verstehen werden.

* * *

In der Hypnose, da fixieren sie ihre Gedanken **nur** auf meine **Worte**.
Folgen sie nur meiner Flüsterstimme ohne abgelenkt
zu sein durch Fantasien oder Vorstellungen.
Gemeint ist nicht Gedanklich woanders unterwegs zu sein,
bis sie tief eingeschlafen sind.

* * *

Seien sie begeistert oder besser noch 'fasziniert.
Machen sie aus der Hypnose eine „**Faszination**"
Denn alles was uns begeistern oder faszinieren kann gewinnt "**Macht**" über uns.
Das ist ein Naturgesetz Psychenerleben.
Folgen sie unbeirrt meiner Flüsterstimme, denn ohne ihre ganze Mitwirkung wird das Ergebnis der Hypnose nicht vollständig oder auch unbrauchbar sein.

* * *

Die Einschlafsuggestiogstexte sind immer in leicht veränderten Wortformulierungen Wiederholungssuggestionen, damit ihr Unterbewusstsein lernt, meine Einflüsterungen anzunehmen.

* * *

... Margot,
wichtig zu wissen ist:
Vergleichen sie die Tiefenhypnose nicht mit den Bühnenshowshypnosen, sie dienen lediglich einer
Illusion, einer illusionären Verkennung mit Unterhaltungscharakter und hat nichts mit Ergründungen oder Offenlegungen verschollener Erinnerungen aus dem Unterbewusstsein zu tun.

* * *

Die Wiederholungshypnosen als „Habituation“
(die Gewöhnung daran) dürfen auf keinen Fall abgebrochen und auch nicht für längere Zeit
unterbrochen oder gar verschleppt werden.
Sonst verliert sich auch das in Unbrauchbarkeit.

* * *

Viele meiner Klienten sind der Meinung,
mit Psyche, Psychologie und
Unbewusstem nichts zu tun zu haben.
Und sie das alles nicht betrifft.
Doch das ist ein großer Trugschluss,
denn jeder Mensch hat eine Psyche und
tief eingelagert
ein „**Unterbewusstsein**".

Mit seinen ganz einzigartigen
Charakteranlagen von
Eigenschaften, Talente aber auch
Psychopathiewerte als negative
Eigenschaften des bösen.
So zu sagen ein psychische
Grundausstattung in seinem Naturell
eingebettet.

* * *

Die Hypnosen können je nach
Wohlbefinden
sitzend in einem bequemen Sessel oder
auch liegend für die Einstiegshypnosen
(dem **Somnambulismus**).

So auch die späteren Tiefenhypnosen im Trance
durchgeführt werden und dauern bis zu 35 Minuten.
Wichtig dabei ist nur, ein Ruhe und Wohlfühlgefühl, wobei
alle Wiederholungshypnosen zeitnah in Absprache weitergeführt werden.

* * *

In den Hypnosen dürfen keine Störgeräusche den Trancezustand beeinflussen oder ablenken.
Das bedeutet, Hausglocke, Telefon, offene Fenster und sonstige Geräuschkulissen sind hierfür unbedingt vorbeugende Maßnahmen zu treffen.

* * *

Den Hypnoseauftrag mit Zielfestlegung, den ich bei ihnen durchzuführen habe ist eine mögliche
verschollene Erinnerung an ihre „**Nahtoderfahrung**“ sichtbarer zu machen,

um mehr Gewissheit in dieses dunkle
„Mysterium" zu bringen.
Das bedeutet für mich ihrem Hypnotiseur,
nach "**legeartis**“,
nach den Regeln der Hypnotischenkunst
vorzugehen, was aber auch "Margots"
ganze Mitwirkungspflicht
bedeutet.

* * *

Solange sie mich in der Hypnose noch bewusst wahrnehmen können, dürfen sie keine gedankliche Zensur über meine Einsuggerierungen oder Worteingebungen ausüben, auch das können Störfelder sein und einen ganzen Trance im Ergebnis unbrauchbar machen.

* * *

In Trance
nehmen wir gemeinsam Kontakt zu ihrem Unterbewusstsein auf um mit unserer gemeinsamen Energie die verschlossene Tür zu ihrem Unterbewusstsein
zu öffnen.

* * *

Ganz wichtig zu wissen,
um jeden Zweifel an meinem
hypnotischen Vorgehen auszuräumen

... Auch wenn der Hypnotiseur,
in diesem Fall „**Ich**“ während der Hypnose
durch einen Herzschlag „Tod“ umfallen
würde.
Was allerdings sehr unwahrscheinlich sein
dürfte,
wenn Sie Margot im hypnotischen Trance
sind,
brauchen keine Angst und bedenken zu
haben.
Denn der hypnotische Tranceschlaf geht in
einen normalen
Nachtschlaf über und sie werden ganz
normal aufwachen.
Wie an jeden Morgen, als wäre nichts
geschehen und es wird ihnen weiter gut
gehen.
Ohne jegliche Neben- und
Folgewirkungen.

* * *

In der Hypnose arbeite ich mit einer so genannten „**Rückwicklung**".
Was im Vorgehen bedeutet, mit Ablenkungen durch meine Einflüsterungen, vorbei an ihrem bewussten Wachzustand,
um weiter zu den tiefen Schichten ihres Unterbewusstsein vor und einzudringen.

* * *

In den Hypnosen wird nichts erzwungen oder einsuggeriert, was gegen ihren Willen im Moralischen-
oder ihrem Rechtsempfinden sprechen würde.
Und nichts was selbstzerstörerisch ist.
Nur der vereinbarte Zielauftrag kommt zur Anwendung.

* * *

Die abgeschwächten leichteren
Somnambulie-Hypnosen, werde ich in
einen
gering herabgesetzten
Bewusstseinszustand durchführen.
Das bedeutet im Halbschlaf mit
eingeschränkter Wahrnehmung in diesem
Zustand können sie noch jedes Wort von
mir aufnehmen und verstehen.
Allerdings in dem Tiefenhypnosetrance im
Tiefschlaf, ist das nicht mehr möglich, da
meine Suggestionen schon in ihr
Unterbewusstsein eingedrungen sind.
Mit Gegensuggestionen zum „**Schluss**“
der Hypnose
fordere ich sie dann zum Aufwachen auf.
Als eine Art Weckruf in verzögerter
Zählweise von eins bis fünf.
… „Margot“
Ihr Hypnoseschlaf ist beendet und sie sind
zurück in Ihrer
gewohnten und vertrauten Welt.

* * *

In den Hypnosen sind die Suggestionstexte so ausformuliert, dass sie sich von meinen Worteinflüsterungen eine bildliche Phantasievorstellung
machen können, eine Art Bildersprache als kleines Kopfkino.
Der tiefe Sinn dieser Bildersprache ist, ihr Unterbewusstsein für eine bildliche Vorstellung empfänglicher zu machen.
Als für „Lineal" geführte Worteingebungen.
Gemeint ist bildliche Vorstellungen wird Ihr Unterbewusstsein besser und intensiver annehmen
als nur abstrakte Einsuggerierungen.

* * *

Wir nutzen in unserem Wachzustand nur um die 10% unseres Gehirnpotentials.
Wobei die restlichen 90% brach liegen und als ungenutzte Energie in uns schlummern.
Die also vorhanden sind vom Träger jedoch nicht oder nur geringfügig genutzt werden.
Oder gar ignoriert.
Diese Mächtige Energie nach dem „**Eisbergmodell**".

... Die Eisbergspitze mit 10% und die restlichen 90%
unter der Wasseroberfläche.
Aktivieren wir durch ihre intensive Mitarbeit zu einer höheren Leistung und machen uns so diese schlummernde Energie für die Hypnose nutzbar.
Diese Energie, die Kraft die da ist kostet uns nichts.
Als nur ihren festen Willen das hypnotische eindringen in ihr Unterbewusstsein zuzulassen.

* * *

Die Passung,
gemeint ist eine gewisse Stimmigkeit zwischen Klient und Hypnotiseur ist eine wichtige Voraussetzung für den erfolgreichen Verlauf einer Hypnose.
Der Klient soll sich gut und sicher aufgehoben fühlen, vertrauen genießen und keine Ablenkung oder Gefühlsmäßigen „Widerstände" gegen seinen Hypnotiseur aufbauen.
Womit Sympathie gemeint ist.
Auch das können Störfelder für eine Hypnose sein.

* * *

Alle Suggestionen sind positiv ausformuliert und ausgerichtet auf das Hypnoseziel in ihrem Fall
„Margot" mit dem Auftrag Eindrücke der „**Nahtoderfahrungen**" aus Ihrem unbewussten sichtbarer und erklärbarer zu machen.

Was war da auf der anderen Seite „**dem Jenseits**",
Bis zum Wiedereintritt ins Leben.

* * *

Tiefenfremdhypnose
das ist ein meditativer
Versenkungszustand, mit Lenkung an dem bewussten Wachzustand vorbei, zu den tiefen Schichten des Unterbewusstseins.
Durch eine zweite Person, dem. Hypnotiseur.

* * *

Einen „**leichten Trance**"
den jeder von uns schon einmal erlebt haben wird,
sei es die Schläfrigkeit mit simulieren im Dämmerzustand vor dem Einschlafen
Oder nach einem tiefen und festen Schlaf.
Das Wachbewusstsein ist noch nicht voll da, eben noch nicht richtig wach zu sein.
Man torkelt so ganz gedankenlos herum.

Oder auch das Faulenzen im
Sonnenliegestuhl unser reales
Wahrnehmen um uns herum ist trübe und
eingeschränkt.
Unsere Sinne schwinden in andere
Horizonte oder Sphären.
Das alles sind schon Trance und
Versenkungszustände.

* * *

In unserem Unterbewusstsein da sind alle
Erfahrungen gute sowie schlechte.
Die wir durchlebt haben eingelagert und
prägend abgespeichert.
Wie in einem energiemächtigen Computer.
Jedoch mit den etwa 10% unseres Wach-
oder Tagesbewusstsein, haben wir keinen
Zugriff darauf.

… Nur in einen
Tiefenhypnotischen
Versenkungszustand.
Durch eine Fremdhypnose ist es möglich,

in diese verschlossene und geheimnisvolle Welt des Unbewussten einzudringen.
Um die verschlossene Tür für ein verschollene Erinnerung einen Spalt zu öffnen.
Und mehr Licht in dieses geheimnisvolle "**Mysterium**" zu bringen.

* * *

Solange wir Zwangsimpulse aus unserem Unbewussten mit den realen Gedanken nicht einfangen und bewusst steuern können, sind wir diesem hilflos ausgeliefert.
Wir werden einfach nur gedankenlos reagieren
ohne jegliche Zensur oder Kontrolle darüber
und lassen uns wohin auch immer lenken.
Wo unsere Impulse uns hin diktieren.

* * *

Nun Margot,
das war ein sehr langes Beratungs- und Aufklärungsgespräch zur Vorbereitung auf ihre Hypnosen.
Hier wurden im Vorfeld schon ängste, Zweifel, Sorgen
und Bedenklichkeiten geklärt.
Um Störfelder vorzubeugen, aber auch mit Erwartungsvoller Hoffnung für eine ratsuchende
Klientin wie „**Sie**".

Ende

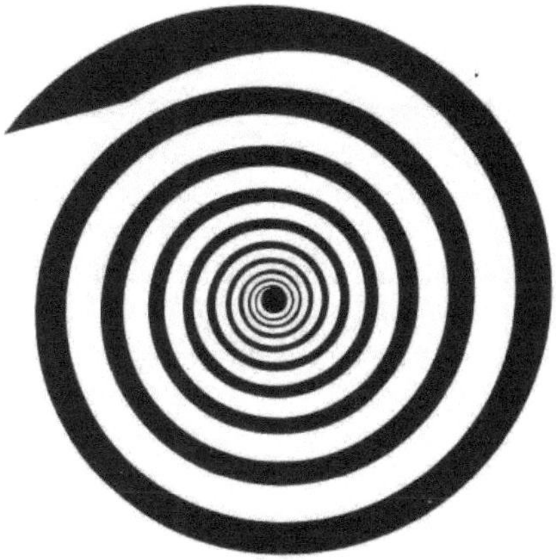

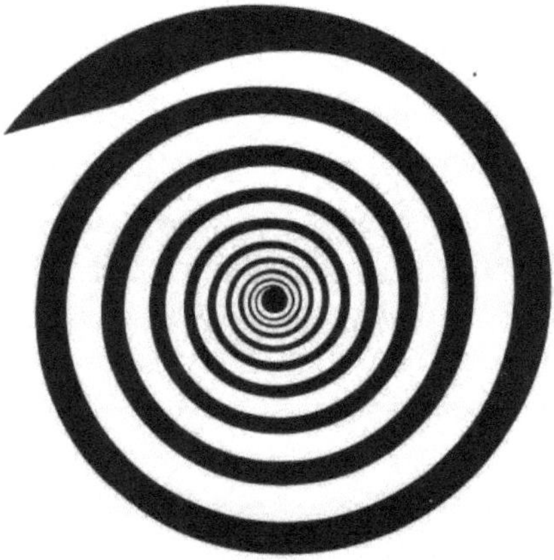

Kapitel 5

eine **Nahtoderfahrung** in Hypnosetrance

Ein Blick durch den Spalt einer geöffneten Tür ins **"Jenseits"**

* * *

Nun liebe Leser,
stand ein erster Termin für die
„Habituation-Hypnose"
(die Gewöhnungshypnosen)
mit stufenweisen Vertiefungen fest.
Die bei Margot in ihrem geschützten und sicheren Bereich,
Bei ihr Zuhause durchgeführt werden sollten.
Sehr pünktlich erschien ich, mit ihrem freundlichen Hinweis für ein kurzes Auflockerungsgespräch bei Kaffee und Tee.
Hier wies ich noch einmal darauf hin,

dass es sich um keine Diagnostik und auch keine Psychotherapie für psychische Störungen handelt.
Und nicht die Schulmedizin ersetzen würde.

... Es geht um ihre feste Absicht für das dunkele „**Mysterium**".
Dem Blick durch den Spalt einer geöffneten Tür ins „**Jenseits**", bis zum Wiedereintritt ins Leben.
In einer Zeitreise durch Tiefenhypnose eine Deutung zu finden.

* * *

Ich musste mich für dieses hypnotische Vorgehen „**treffgenau**" in das Zeitfenster
Herzstillstand bis zum Wiedereintritt ins Leben
einfühlen, was eine gebündelte Energie Übertragung bedeutet.
Zum besseren Verständnis kann ich das auch so ausdrücken.

… Mit „Margot" gemeinsam in ihren Trance einzutauchen und mit der gemeinsamen Gefühlsenergie in ihr Unterbewusstsein einzudringen.
Jedoch noch so kontrolliert, dass ich den Trance für eine Rückholung ins Wachbewusstsein beenden kann.
Diese Art gemeinsamer Trance kommt nur zur Anwendung, bei außergewöhnlich schweren traumatischen Erlebnissen mit Amnesie wie bei Margot.
Um die letzte schwer zugänglich "**verpanzerte Tür**" ihres Unterbewusstsein für das **Zeitfenster „Nahtod**“ zu öffnen.

* * *

Die Einstiegshypnosen

Im Übergang zu den Tiefenhypnose waren
Margot, die Vorbereitungen durch die
Beratungsgespräche bekannt.
Wie vereinbart, blieb es bei der Anrede
Margot oder du.
Was die Beziehung vertrauter machte.
So nahm Margot auf ihrem großen
Relaxing Sessel ihre Ruhestellung ein.
In angenehmer Raumtemperatur mit stark
abgedunkelten Fenster und störenden
Geräuschkulissen wie Hausglocke,
Telefon, offene Fenster und anderem
vorgebeugt.
Was den Raum in vollkommener Ruhe
und Stille ausfüllte.
„Ich“ für das Hypnoseritual dunkel
Gekleidet mit weißen Halstuch, etwas
schräg versetzt links hinter ihr sitzend in
einem kurzen Abstand zu ihrem Kopfteil
Margot verweilte so schon einige Zeit zur
Vorentspannung in diesem Ruhezustand,

als ich mit einer leichteren Hypnosevertiefung zur „Habituation“ (die Gewöhnung an Folgehypnosen) begann und einem „**Somnambulie**“ Zustand gleicht.
Das bedeutet ein schlafwandlerischer Zustand und ist eine Kombination aus „Wach und Schlaf“ Zustand.
Hier nimmt Margot jeder meiner Worte noch auf und reagiert mit Antworten auf meine Fragen.
Bei der späteren finalen Tiefenhypnose allerdings, werden das unzensierte und ohne Kontrolle darüber, Impulsantworten aus ihrem Unbewussten sein.
Ihr Unterbewusstsein wird **Eindrücke** preisgeben
und ist dann die Sprache des Unbewussten und „nicht Margot“ die da sprechen wird.

… Ein Versprecher von mir in der Fragestellungen käme einer „**Sünde**“ gleich und könnte eine ganze Hypnose unbrauchbar machen.

Neue Ansätze und Sprachkorrekturen sind dann so gut wie
nicht mehr möglich.
Ein kleines Aufzeichnungsgerät stellte Margot zur Verfügung.
Was ihr sehr wichtig war für eine spätere nachvollziehbare Rückwirkung, was da ihr Unterbewusstsein alles preisgegeben hat.

* * *

Zu Anfang waren die Somnambulie-Hypnose
(die leichten Einstiegshypnosen) von großer Wichtigkeit für die Gewöhnung an Folgehypnosen, damit bei Margot nicht ein aufflammen von Erinnerungen an ihre Todesfahrt
geweckt werden.
Sondern in schrittweiser Annäherung erst im finalen „**Tiefentrance**“ ihre Resterinnerung aus dem „**Jenseits**“ freigelegt wird.

* * *

So lenkte ich nachfolgend diesen
Somnambulie-trance bei Margot ein.
Margot,
schließe nun deine Augen

Und mach es dir jetzt einmal ganz
Bequem. Folge nur meiner
Stimme, meinen Worten.
Nur meiner Stimme folgen.

*** Atme jetzt ganz langsam ein und aus,
ganz gleichmäßig und langsam.
Ein und ausatmen, und entspanne
dich dabei völlig.

*** Margot,
und jetzt deine ganze Aufmerksamkeit
nach innen in deine Gefühlswelt
richten, tauche gedanklich ein in deine
Gefühlswelt, tief, ganz tief
eintauchen in deine Gefühlswelt.

*** Auch sind deine Arme und Beine
jetzt ganz locker und entspannt,
locker und entspannt.
Nichts mehr wollen.
Einfach treiben lassen.
Und geschehen lassen.

*** Treiben und geschehen lassen,
meine Worte auf dich einwirken
lassen,
tief auf dich einwirken lassen.

*** Margot,
Du atmest weiter ganz ruhig
und gleichmäßig, ruhig und
gleichmäßig
ein und aus, ein und ausatmen.
Du bist dabei vollkommen gelöst
von allem
Tagesgeschehen.

*** Du fühlst dich jetzt ganz ruhig,
und noch ruhiger,
alle Last fällt nun langsam,
ganz langsam von dir ab.

*** Margot,
spüre doch wie sich jetzt eine
wunderbare Ruhe in deinem
ganzen
Körper ausbreitet.

*** Und nun Margot,
konzentriere dich auf deine Beine,
gedanklich nur auf deine Beine
konzentrieren.

*** Du spürst und fühlst jetzt ganz
deutlich wie deine Beine ganz
schwer werden.

*** Immer schwerer werden deine
Beine,
immer schwerer und schwerer,
schwer wie Blei und ziehen dich
ganz stark
nach unten, tief nach unten.

*** Margot,
und jetzt konzentriere dich auf
deine Arme,
deine Arme werden jetzt auch ganz
schwer, immer schwerer und noch
schwerer
werden deine Arme,
schwer wie Blei werden deine
Arme

*** Immer mehr schwere fließt nun
in deine Arme.
Und in deine Beine und ziehen
dich
ganz stark nach unten in die Tiefe.

*** Immer mehr schwere fließt nun
in deine Arme und in deine Beine,
schwer wie Blei sind deine
Arme und Beine.

*** Margot
auch deine Augenlieder werden
jetzt
immer schwerer und schwerer,
ganz schwer, und noch schwerer,
schwerer und schwerer.

*** Deine Augen sind geschlossen
und bleiben auch geschlossen.

*** Margot,
du versinkst immer noch weiter
und weiter in dieses wunderbare
Gefühl der Ruhe und Müdigkeit.

*** Immer müder und müder wirst du,
immer müder und noch müder
wird dein Körper und dein Geist.
Müde, müde, müde,
werde müde „Margot“.

* * * Alles in dir versinkt in
tiefer Ruhe, in tiefer, tiefer Ruhe.
Tief ist deine Ruhe und Müdigkeit.

*** Margot,
folge weiter meiner Stimme,
immer weiter nur meiner Stimme
folgen,
weiter und weiter.
Bist du mich nur noch aus der
Ferne hörst.

*** Margot,
alles was ich dir jetzt sage, wird in
dein Unterbewusstsein eindringen,
jedes Wort von mir
wird dein Unterbewusstsein
annehmen.

*** Immer weiter und weiter nur
meiner Stimme folgen.
Immer weiter und weiter,
folge meiner Stimme.

*** Margot,
ich werde jetzt von 10 bis 1
Rückwärts
zählen und mit jeder zahl versinkst
du
tiefer und tiefer in deinen
Hypnoseschlaf

*** 10
Margot, schlafe nun langsam,
langsam ein.

*** 9
Schlafe, schlafe, schlafe ein
Margot

*** 8
Schlaf ein Margot, schlaf nun
langsam, langsam ein.

*** 7
Schlaf ein und Ruhe sanft und tief
in dir.

*** 6
Margot, du wirst immer müder und
müder,
müder und noch müder wirst du.
Werde müde Margot.

*** 5.
Du versinkst immer weiter und
weiter
in deinem tiefen Schlaf,
weiter und weiter
in deinen Hypnoseschlaf.

*** 4
Langsam, langsam, bist du
eingeschlafen,
schlaf ein Margot, schlaf ein,
ganz sanft einschlafen.

*** 3
Schlafe, schlafe, schlafe
und ruhe tief und fest in dir.

*** 2
Margot, schlafe tief und fest,
alles in dir ist nun im tiefen
Hypnoseschlaf versunken.

*** 1
Margot,
mit dieser Zahl ruhst und schläfst
du in deiner „**Hypnose**".

Ich werde dir jetzt dein Codierungswort in dein Unterbewusstsein eingeben:
Es lautet:
„**Babylon**"
das Tor Gottes.

„**Babylon**“ Margot,
immer wenn ich dir dieses „**Wort**“ in deiner
Hypnose 3 mal sage, dann wird sich dein Unterbewusstsein
an den Blick durch die geöffnete „**Tür zum Jenseits**"
erinnern und näher und näher bringen.
Du wirst mir diese Erinnerung preisgeben.

* * *

So ließ
ich Margot noch einige Zeit in diesem Somnambuliezustand ruhen.
Und begann dann in einem festeren Wortklang
mit der Rückholung in ihr vollständiges Wachbewusstsein.

* * *

Margot,
ich werde jetzt von 1 bis 5 zählen
und hole dich aus deiner Hypnose
zurück in deine vertraute und gewohnte
Welt.

*** 1
Margot, langsam wirst du wach.

*** 2
Werde langsam wach Margot.

*** 3
Du wirst langsam wach Margot.

*** 4
Aufwachen Margot, du bist wach.

*** 5
Margot, du bist aufgewacht
und zurück in deiner vertrauten
und gewohnten Welt.

Ende der hypnotischen Reise.

Liebe Leser,
diese Somnambulie Einstiegshypnose habe ich bei Margot zur Gewöhnung „**vor**“ der finalen Tiefenhypnose in stufenweisen Verstärkungen bis zu
neun Mal an Folgetagen wiederholt, um durch diese
schleichende Annäherung ihre verschlossene Tür zum Unterbewusstsein durchlässig zu machen.

* * *

Nun war nach neun Tagen das Zeitfenster für den
finalen Tiefenhypnosetrance erreicht und auch eine gute Mitwirkung bemerkte ich Margot.
Es war ihr eben sehr wichtig,
das Zeitfenster „Tod“ zu öffnen.

* * *

Wie zuvor leitete ich noch ein letztes Mal
den Somnambulietrance ein.
Aber diesmal im Übergang zum finalen
"**Tiefentrance**"
mit einem festeren Stimmklang in meinen
Fragen.
In Folge nun der gleitende Übergang zur
Tiefenhypnose.

* * *

Margot,
erinnere dich an   Babylon
                          Babylon,
                          Babylon
das Tor Gottes.

* * *

Margot,
folge nun weiter meiner Stimme,
nur meiner Stimme folgen,
für die Botschaft an dein
Unterbewusstsein.

* * *

„**Dein Auftrag**“ ist, das Geheimnis deiner
Nahtoderfahrung
mit dem Blick durch die geöffnete Tür ins
„**Jenseits**“ jetzt preiszugeben.

kurze Pause:

* * *

So konnte **ich** an ihren entspannten
Gesichtszügen und leichten
Augenflimmern erkennen, dass Margot im
tiefen Tranceschlaf versunken war.
„**Im Hypnos,**
im Todesschlaf“.
Ohne jegliche Außenwahrnehmungen
und ein guter Zustand für Erinnerungen
aus den tiefen Schichten ihres
Unterbewusstsein ist.

* * *

Margot,
so sprach ich mit geschlossenen Augen
und meiner ganzen Energieübertragung
in einer Art „**miteinstieg**“
in **ihren** Trance.

* * *

Lange Zeit ist vergangen
da war ein Ereignis in deinem Leben,
ein Ereignis, das große Traurigkeit, aber
auch eine Erleichterung für dich war.
Was sich da auftat,
das aber nicht zu deinem irdischen Leben
gehörte.
Das irdische Leben hattest du verlassen
mit den Schritt ins „**Jenseits**“.
In einer Zeitreise zu dieser anderen
„Welt“, von der du
Zurückgekehrt bist.
Was offenbarte sich für dich in dieser
neuen und so ganz anderen „**Welt**“.
An was kannst du dich erinnern,

was war so anders als im irdischen Leben.
Verrat mir dein „**Geheimnis**"

* * *

Ein sehr langes Innehalten folgte,
bis Margot mir langsam und immer wieder stockend
ihre ersten Antworten kundtat.

* * *

Tief und fest war damals meine Ruhe,
ganz tief und fest war meine Ruhe damals.
Schmerzen, Leid, Last und Schuld, die mich immer beherrschte war nicht mehr da.
Ich sah mich selbst von weitem in einem hellen Licht,
mit vielen Farben.
Alle Lebenslast mit Schuld und Leid,
schlich sich langsam von mir weg.
Mit einem schwebenden Gefühl wie eine Feder im Wind,
die noch ihren Platz sucht.
Und immer weiter und weiter diesem hellen Licht und Farben entgegen.

Eine Energie, eine Fremde, die mich wie ein Magnet
zu sich herüber zog.
Mit einer Befreiung von allem was mich umgab.
Wie einer netten Einladung, der ich folgen will.

... Und da war eine Gestalt, ja ein Gesicht, was ich erkannte.
Das Gesicht von Lydia, eingehüllt in einem Nebelschleier.
Sie winkte mir zu, als wenn sie etwas sagen wolle,
aber ich konnte sie nicht hören.
Sie war zu weit weg.
Sie winkte immer wieder, als wenn ich zu ihr kommen sollte.
Ich wollte ihr zurufen, aber ich konnte nicht. Alles war in tiefe Stille und Leere gehüllt.
Ich konnte Lydia nur noch als eine Gesichtssilhouette im weißen Nebel erkennen.
Doch sie war da, aber zu weit weg um sie zu erreichen.

Ich wollte Schritte zu ihr machen und auf sie zugehen.
Doch was immer ich auch versuchte, es ging nicht.
Irgendwas hielt mich zurück, das mich zu jeder Bewegung unfähig machte.
Doch Lydia winkte mir weiter zu und streckte ihre offenen Arme nach mir aus als wenn sie sagen wollte:

… Komm zu mir "Mutter“,
komm zu mir in diese schöne und wunderbare Welt.

Immer wieder versuchte ich Schritte um ihre offenen Arme ihre Hände greifen zu können.
Doch sie griffen ins Leere.
Irgendwas hielt mich in seinen Klauen fest.
Fesseln die ich verspürte und nicht abstreifen konnte.
Ich sollte nicht zu ihr gehen.
Eine Energie, eine Kraft die mich zurückhielt und mir sagen will.

* * *

... **Du bleibst noch hier bei uns,**
wir lassen dich noch nicht ins „Jenseits“ rübergehen.

... Was ich auch versuchte,
meine Lydia konnte ich nicht erreichen.
Bis sich der Nebel wie ein Trauerschleier ganz über uns legte und die weiten zu Lydia immer größer und größer wurden.
Bis meine Lydia immer noch winken ganz in der Dunkelheit verschwand.

...Ich weiß noch ganz zu Anfang habe ich helle und schöne Farben in Erinnerung.
Wie ein gemaltes Bild.
Ein Garten „Eden“. Der mir da auftat, so schön war alles
Anzusehen.
Ich begann in dieser fremden Welt mich sehr gut und wohl zu fühlen.
Es musste etwas göttliches, ja, etwas biblisches gewesen sein.

Wie „Babylon“, die Einladung durch das geöffnete
„**Tor Gottes**“ in eine „**paradische Welt**“.
Die mich eingefangen hatte und das ich gern mit dem irdischen eintauschen wollte.
Denn meine schwere Lebenslast verspürte ich „**nicht**“ mehr.
Sie war einfach nicht mehr da.
Und ich war nicht mehr die traurige und schuldige "Margot“ wie im irdischen Leben.
Denn da war **Lydia** die auf mich wartete.
„**Urplötzlich**“,
klarte sich dieser dichte Nebelschleier wieder auf und meine alte Lebenslast mit dem Leid und Schuldgefühlen hatte mich wieder eingefangen.
„ich war zurück“,
aber gern wäre ich geblieben.

* * *

… So Margots **Nahtod**-Schilderungen in der Hypnose im „**Hypnos**“
In ihrem Todesschlaf.
Sie war zurückgekehrt ins irdische Reich.

* * *

Der hypnotische Trance schwächte sich ab und ging ins erwachen über.
Ihre Schilderungen wurden schwächer und leiser
die sich „Nihilistische" (ins nichts führend) verliefen.
Ihre Unruhe verstärkte sich mehr und mehr, und ich beschloss den Trance abzubrechen um ein weiteres abgleiten mit Erinnerungen an die „Todesfahrt“ zu verhindern.

... In Folge nun der Aufwachruf aus der Hypnose im festeren Stimmklang.

… Margot,
ich werde jetzt von 1 bis 5 zählen und hole dich aus deiner Hypnose zurück.
In deine vertraute und gewohnte Welt.

1.
Margot,
langsam wirst du wach.

2.
Werde langsam wach Margot.

3.
Margot,
du wirst nun wach, werde langsam wach.

Und weiter mein Weckruf im festerem Wortklang.

4.
Aufwachen Margot,
du bist w a c h.

5.
Du bist aufgewacht und zurück
in deiner vertrauten und gewohnten Welt.

Deine hypnotische Reise ist zu ende.

* * *

Liebe Leser,
Margot verblieb noch einige Zeit in diesem „Wach“ und Ruhezustand bis Ihr vollständiges Wachbewusstsein wieder zurück war.
Ein Zeichen dafür ist, wie tief sie in ihrem Trance versunken war und die Tür zu ihrem Unterbewusstsein für einen kurzen Augenblick ins Jenseits einen Spalt geöffnet war.
Vegetative Erscheinungen, wie Tränen in den Augen, schwitzen und Atem stolpern, waren Abgeklungen,
als ich Margot fragte, ob sie für ein abschließendes Gespräch offen und aufnahmefähig sei.
Bat sie noch um etwas Ruhe.
Ich nutzte diese Zeit meine Wahrnehmungen aus der Trance zu ordnen.

...Denn wie schon erwähnt, war "ich" mit Margot in einer Art **Begleit-Trance** eingetaucht.
Um ihre Impulsschilderung aus dem Unterbewusstsein intensiver aufnehmen und zuordnen zu können

* * *

Nun war es Zeit den Trance mit der Zeitreise ins Jenseits ein Gesicht, ja eine Deutung eine Erklärbarkeit zu geben.
Und so begann „ich“ Margot ihre Trancereise ins Jenseits
in einem sehr langen Schlussgespräch wiederzugeben.
Das sie mit sehr viel Erleichterung aufnahm.
Ja ich hatte bei ihr das Gefühl, dass sie mit einem inneren Seelenfrieden, die alten Belastungen abzuwerfen um frei zu werden.
Das Aufzeichnungsgerät mit der gesamten Wiedergabe aus der Trance nahm sie in ihr sicheres Gewahrsam mit meinen ergänzenden „**Worten**“.

… Margot,
das waren „**nicht Sie**“, die da gesprochen hat, das war die
Sprache ihres „**Unterbewusstseins**“, denn sie waren ja
„**Hypnos**“

… Im Todesschlaf.

* * *

Nun wurde es Zeit mich zu verabschieden.
Mein Auftrag für diesen ganz besonderen und einzigartigen "**Hypnosetrance**"
mit einer Zeitreise ins „Jenseits“ war erfüllt.

... Eine letzte, aber doch ganz persönliche Frage wollte ich Margot dennoch stellen.

* * *

… Margot,
wenn Sie sich frei entscheiden könnten,
würden Sie bei uns bleiben
oder den Weg „Jenseits“ gehen?

… Ihre Antwort,
so plötzlich wie der wiedereintritt
ins Leben:

Ins "Jenseits"
ohne den Weg zurück.

Ende

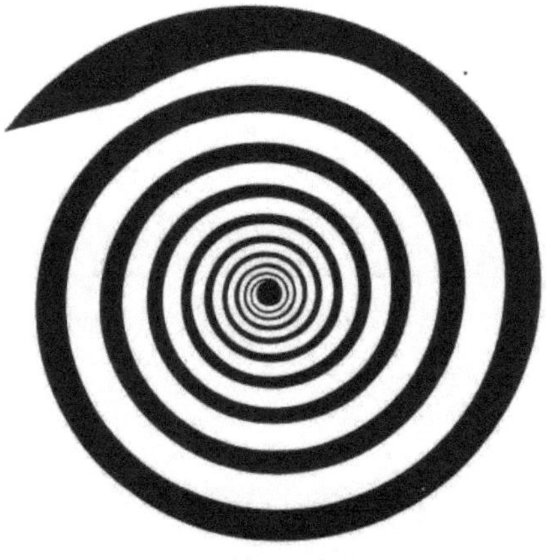

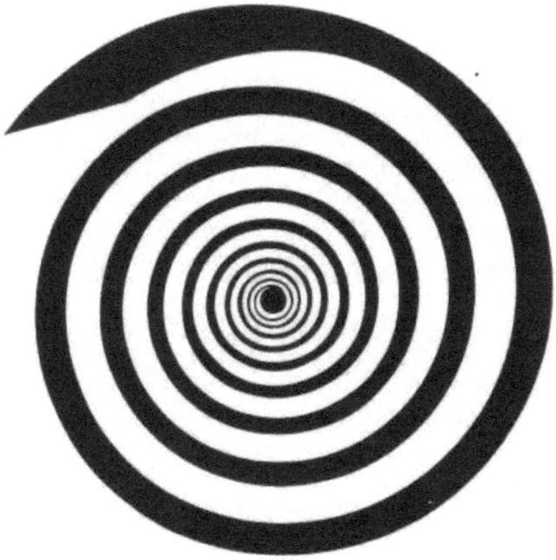

Kapitel 6

Mein Leben

mit der Gewissheit, was kommt danach.

* * *

Liebe Leser,
mein besonderer und einzigartiger
Auftrag,
so dachte ich,
wäre damit erledigt gewesen.
Doch dem war nicht so.
Es verging einige Zeit bis ich von Margot
wieder hörte.
Mit der Bitte für ein nachträgliches
Gespräch.
Es schien ihr sehr wichtig zu sein, dass
konnte ich bei der Terminabsprache
heraushören.
Nur rätselte ich darüber, was würde sie
von mir noch wollen.
Ein Hypnosetrance mit einem
nochmaligen Kontakt
zum „**Jenseits**“.

Aber das konnte ich mir nicht vorstellen oder alles bekannte noch einmal aufs Neue ins Licht rücken.

So nahm ich den vereinbarten Termin bei ihr wahr.
Aber mein Rätselraten, um was es ihr dabei ging, ließ mir keine Ruhe und beschäftigte mich bis zu Letzt.
Neugierig, wie ich nun war traf ich bei Margot zur vereinbarten Zeit, an einem späten Nachmittag wie zuvor zum Kaffee und Tee ein.
Doch alles kam mir beim Eintreten so verändert vor.
Ich hatte, ihr Wohnzimmer noch ganz anders möbliert in Erinnerung.
Auch Margot erschien mir irgendwie anders.
Ich hatte sie noch mit Grübeltraurigkeit und "**destruktiv**" in Erinnerung.
Doch heute im hier und jetzt war alles so umgekehrt.
Ja man könnte auch sagen, auf den Kopf gestellt.

In meinem hypnotischen vorgehen habe ich gelernt, aus den Gesichtern und Verhalten meiner Klienten wie auf einer Landkarte zu lesen.
Dieses lesen nennt sich in der Psychologie,
„**Psycho-Physiognomik**"
einfacher ausgedrückt die
Antlitzdiagnostik.
Das Alphabet der Gesichtsmimik, mit dem lesen aus
den Gesichtern für Rückschlüsse auf Charaktereigenschaften und innere Gefühlszustände.

… „**Margot**„
Ihre Augen strahlten irgendwie eine innere Zufriedenheit und Ausgeglichenheit aus.
Ihre Gesichtsmimik war entspannt und ausgeglichen.
Ihr Stimmklang ließ mich aufhorchen und war angenehm unterhaltsam anzuhören.
Ihr Sprachausdruck ruhig, überlegend und gelassen.
Ja, was soll ich da noch sagen.

„Die“, die da vor mir saß,
war eine ganz andere Margot.
Konnte es wirklich sein, dass meine Hypnosen sie zu dieser ganz anderen Margot gemacht haben
oder was ist da in der Zwischenzeit mit ihr passiert.
Mein Rätselraten darüber noch beim ersten Schluck aus meiner Kaffeetasse und immer noch immer mit einem musternden Blick auf Margot ging weiter.

Um mein Rätselraten aufzulösen blieb nur noch gespannt abzuwarten,
was Margots Anliegen war und ich ganz unmerklich für sie in der Unterhaltung zwischen den Zeilen las.
Über dieses und jenes begann eine nichts sagende Plauderei, bis eine Annäherung zum Thema
„**Nahtod**“ und „**Jenseits**“ erreicht war.
Nun rückte das bekannte und wichtige Anliegen wieder in den Vordergrund und Margot fing an,
mit großer Umschweife das Thema auf den **Punkt** zu bringen.

* * *

… Sie sei in freudiger Erwartung,
so sagte sie, sich auf eine neue Reise ins
„**Jenseits**“ vorzubereiten.
„**Ohne dem Blick zurück**“.
Denn da würde ja jemand auf sie warten
ihre Tochter
Lydia.
Und die schwere Lebenslast, die sie Zeit
des Lebens mit sich herumgeschleppt hat
wolle sie hier zurücklassen
Und nicht mit hinüber nehmen für den
Eintritt in die andere Welt.
Dies alles, so sagte Margot,
habe der Jenseitskontakt und die
Erkenntnisse aus den Hypnosetrance bei
ihr bewirkt und die Sicht auf ihr Leben für
Veränderungen im Denken und Fühlen zu
öffnen.
Sie sei noch mal sehr Dankbar dafür,
dieses mit meiner Hilfe erlebt zu haben, ja,
eine Bestätigung
Dafür, dass nicht alles „nur“ ein schöner
„Traum“
gewesen war.

Denn was wäre wohl mit ihr geschehen
oder geworden,
ohne die Erkenntnisse aus den Trance zum
Jenseits.

Sie war schon lange vorher am Ende,
versunken in Hoffnungslosigkeit und
gefangen in einem destruktiven
Netz der Schuldigkeit.
Wo wäre ihr Weg geendet.
Wohlmöglich ins "**nihilistische**“, ins
nichts führend vor einem Abgrund zu
stehen, für ein irdisches „**Finale**“.
Margot so weiter,
mit der Gewissheit darüber, dass es ein
Danach gibt und noch etwas anderes,
etwas Besseres,
etwas Gutes, etwas Schöneres,
was nicht schmerzt und sie von ihrer
Schuldigkeit befreit.
Immer wieder habe sie sich das
Aufzeichnungsgerät mit ihrer
Tranceschilderung angehört und ihr
letztlich
diese Gewissheit über das „**Jenseits**“
gegeben, das es:

… Kein Traum,
keine Parapsychologie,
keine Illusion und
keine Magnetologie des
Mystischen,
nichts von alle dem war.

… Sie habe den Kontakt mit Blick durch
den Spalt der geöffneten Tür ins Jenseits
erfahren dürfen
und das würde sie mit diesem Wissen
reich machen.
Margot so weiter,
sie würde im jetzt und hier alles gelassen
und ruhig annehmen.
Lebenslast und Schuldgefühle habe sie
durch diese Erfahrung abgeschüttelt.
Es ist einfach nicht mehr da.
Das alles habe sie mit sich verändert,
für den neuen Reiseantritt ins „Jenseits“.

* * *

… So sieht Margot heute ihre ganze Lebensgeschichte als wichtige „**Erfahrung**".
Hier, im irdischen Dasein,
Denen wir alle gut oder auch weniger gut ausgesetzt sind und durchleben müssen.
für das Leben.

Das Leben ist keine Autobahn wo es immer nur geradeaus geht.
Es steckt voller List und Tücken,
mit vielen Umwegen und führt manchmal auch ins „**nichts**".

* * *

Sehr aufmerksam habe ich Margots Erzählungen zugehört,
nicht nur zugehört, sondern ganz unmerklich, analysiert hingehört,
Was da alles zwischen den Zeilen zu lesen war.

Und ob es mit meinen Rätselraten für
dieses Zusammentreffen zu tun hatte.
Doch war ich sehr überrascht zu hören,
was die Hypnosen und die Rückschlüsse
daraus bei
Margot bewirken konnten.
Eine neue lebensbejahende Einstellung,
neue Ansichten ohne Zukunftsängste,
alte Lebenslasten, Schuldgefühle, die
geprägten Denkmuster, wurden von ihr in
Frage gestellt und sind in eine
Neuordnung übergegangen.
Mit einem mächtigen Gefühl von innerer
Freiheit.
Ja, man kann sagen, eine „**Katharsis**“,
eine innere Selbstreinigung hat Margot mit
sich
vollzogen.

* * *

… Ich sprach Margot ein großes
„**Kompliment**“
für diese Meisterleistung aus.
Weg vom Altem und hin zu Neuen.
Das ohne kompetente Hilfe nur sehr
wenigen gelingen würde,

was Margot mit viel Freude aufnahm.
Etwas zu hören, was sie richtig und "**gut**" für sich
gemacht hat.

… Jetzt verstand ich und klärte sich mein Rätselraten für das Zusammentreffen auf "Margot" wollte eine Bestätigung von mir hören.
Für ihre Veränderung und „**Katharsis**".
Ihre **Seelenreinigung**.
Ein „Lob“ wäre der richtigere Ausdruck dafür.

* * *

… Nun begann „ich“ doch noch einige wichtige Fragen zu diesen Veränderungen, zu diesen neuen
„**Horizonten**“ zu stellen, die sich da bei Margot aufgetan haben.

* * *

… **Margot**,
wird es ihnen auch in Zukunft gelingen
mit diesem Trauma
leben zu können.
Ohne das sich Angst vor einen neuen
Erinnerungsschub einstellt.
Sind ihre Gedanken wirklich so frei wie
sie es sagen
oder kommen zeitweilig doch noch
Erinnerungen mit Angstträumen aus dem
Unterbewusstsein hoch.
Die sie wieder schwach und destruktiv
werden lassen um diese so ganz andere
Margot wieder zu einer schuldigen
margot werden lässt.

… Nach einer längeren Paus ihre Antwort mit tiefen durchatmen und einem Hauch von Zweifel sagte sie:

Ich kann nur sagen, dass es mir im hier und jetzt gut geht.
Ich fühle ständig in mich hinein,
was da drinnen in mir vorgeht.
Ich empfinde, dass es mir nach den Hypnosen sehr viel besser geht als zuvor.
Allerdings wird mir die Zukunft darüber unbekannt bleiben.
Es ist nur wünschenswert,
dass mein guter Geist und Körperzustand auch beständig bleibt.

* * *

… Margot,
werden Sie ihre Nahtoderfahrung, diesen außergewöhnlichen und einzigartigen Jenseitskontakt,
der großen Einfluss auf ihr Leben bewirken konnte,
anderen Menschen erzählen wollen oder wird es für immer ihr gut geschütztes und gehütetes Geheimnis bleiben.

… Ihre Antwort darauf:
Da bin ich in dieser Frage doch noch sehr unsicher,
so ohne weiteres, in zwanglosen Plaudereien würde ich das nicht tun.
Aber es könnte ja doch mal sein, dass ist ein Thema wie „Jenseits“ oder „Nahtod“ und dem was danach kommt   sich in eine Unterhaltung einschleicht und ich so manchen Kritiker und Besserwisser ausgesetzt wäre.

Die womöglich alles und jedes in Frage stellen oder eben alles besser wissen.
Ich weiß wirklich nicht, ob ich mich dann mit meiner
Nahtoderfahrung öffnen und ins Gespräch einbringen könnte.
Wie schon gesagt mir einige Gegner einhandelte
und damit meinen Jenseitskontakt in Abrede gestellt
oder letztlich höhnisch belächelt würde.
Wer wird mir glauben wollen.

Denn was man nicht sieht, ist immer
schwer glaubhaft
zu machen, vor allem in diesen sensibelen
Bereich und gehört für die meisten in das
Reich des Mystischen oder
irgendwelchen Phänomenen.
Ich glaube ich würde das Thema besser
todschweigen.

* * *

Margot,
so manches Leid aus Ihrer
Lebensgeschichte mussten Sie auf sich
nehmen
und „**durchleben**“.
Können Sie sich mit dieser neuen
lebensbejahenden Einstellung eine Ehe,
Familie und auch Kinder
vorstellen oder überwiegt doch noch das
alte Leid
aus der Vergangenheit

Ihre Antwort darauf:
Auch hier wieder eine Frage, deren ich sehr unsicher bin. Vorbelastet und bestraft durch die schlechten Lebenserfahrungen bin ich schon genug.
Was mir da auferlegt war und da ist immer noch meine, Tochter Lydia. _
Mit der ich über ihren „**Tod**“ hinaus verbunden bleiben werde.
Familie und wohlmöglich Kinder?
Ich müsste meine liebe zu Lydia teilen und das würde mir doch zu schwer fallen.
Ich habe aus dem Kontakt zum Jenseits gelernt,
mit mir selbst glücklich zu sein.
So soll es auch bleiben.

* * *

… Margot,
Sie sind spirituell in Ihrer Erziehung geprägt.
Bekennen Sie sich noch zu dieser „Religion“.

Die keinen freiheitlichen Gedanken zugelassen hat und Ihnen anerzogen wurde.
Hat sich dieser Glaube durch Ihre Nahtoderfahrung noch verstärkt oder ist er für sie bedeutungslos geworden.

Ihre Antwort darauf:

Wieder sehr nachdenklich mit einer langen Pause.
Es kam mir vor als wollte sie zu dieser Frage „nicht“ antworten.
Ich lenkte in meine Frage noch einmal ein, mit der Bemerkung

... Wenn es Ihnen nicht recht ist oder eine Antwort darauf zu schwer fällt, dann schweigen Sie einfach.
Doch, fing Margot an sich aus ihrem Schweigen herauszulösen.
Mit der Bitte, die Frage im kurzen Zusammenhang noch einmal zu wiederholen.

... So stellte ich die Frage etwas um, aber doch blieb der Inhalt der gleiche.

… Ihre strenge moralisch und sittliche Religion.
„Jetzt“ sprudelte es aus margot nur so heraus.

… Das war der „**strenge Glaube**“, nach der Familie mit
Moralvorschriften und wie "**Sie**" wissen mit einem Strafkatalog gelebt werden.
Und mich dieser Religion zwangsunterwerfen.
Ich konnte mir keine Religion aussuchen.
Vater und Mutter gehörten einer kleinen eingeschworenen
Gemeinschaft in ihrer Missionstätigkeit dem Vorstand an.
So zu sagen eine Vorbildfunktion für alle Gläubigen.
Das Resultat daraus bin „**ich Margot**" geworden.
Meine frühe Lebensgeschichte mit Strafkatalog für moralische und sittliche Regeln und freies Denken, das streng verboten war. Ist Ihnen ja zur Genüge bekannt.
Mir wurde der Glaube und die strengen Regeln nach denen ich leben musste auferlegt.

Das konnte ich mir nicht aussuchen.
Mir wurde erst im Erwachsenenalter klar,
wie mich diese Religion geprägt hat und
ich nicht mein Leben gelebt habe,
sondern das Leben der Religion.
Selbst Vater und Mutter hat es zum
Schluss in ihrer Uneinigkeit getroffen.
Aber so weiß ich heute,
mich davon ganz abgelöst zu haben.
Eine Verbindung zu meiner
„Nahtoderfahrung“ sehe ich nicht.

* * *

Das Margot
waren meine Fragen und so wie ich
glaube mit recht wichtigen Inhalten.

* * *

Die Gespräche neigten sich langsam dem Ende zu, aber doch mit meiner dringlichen Empfehlung an Margot.
Für das **Traumaereignis** prophylaktische Hilfe bei einem speziell hierfür ausgebildeten Trauma-Therapeuten, für eine weitere Stabilisierung aufzusuchen.
Denn durch die „Hypnosen“ ausgelöste „gute Befindlichkeit“ ist es nicht ausgeschlossen, dass sich trotz allem neue Erinnerungsschübe aus dem Unterbewusstsein einstellen.
Und der alte Schuldkomplex platz bei ihnen wieder einnimmt, mit einem weg der ins "**Nichts**" führt und
sich das destruktive Netz wieder über sie legt und gefangen hält.

* * *

Margots abschließenden Worte:

… Das Leben, ja „**mein Leben**“
ist es wert noch zu Ende zu leben, doch
in der freudigen Erwartung
auf die letzte Reise ins
„**Jenseits**“.

Ende

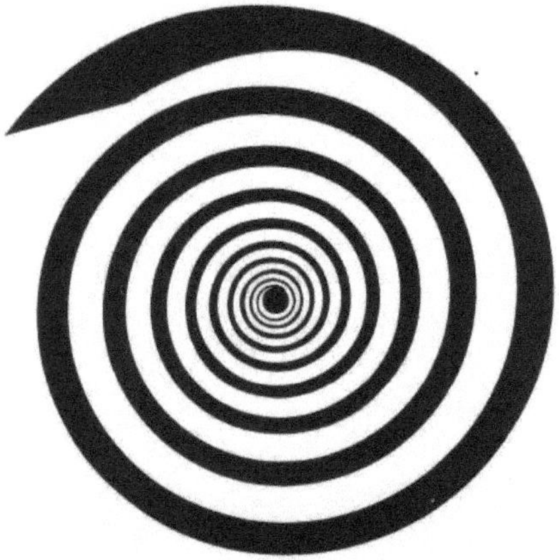

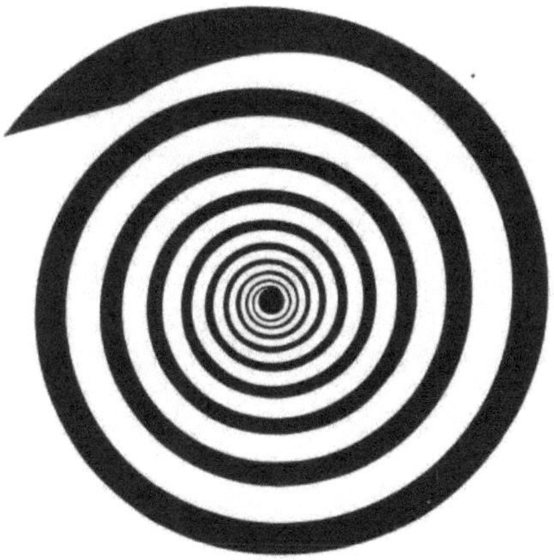

Kapitel 7

Ähnliche Nah- und Kontaktbegenungen zum „Jenseits“

* * *

Liebe Leser,
so berichteten mir einige meiner Klienten über ähnlich
Kontaktbegegnungen,
dieser ganz besonderen und einzigartigen Nähe zum **Jenseits**.

* * *

… So ergab es sich bei einigen meiner Klienten, wenn sich ein Thema wie "**Jenseits**" und „**Nahtoderfahrung**“ in eine Plauderei eingeschlichen hatte, das ihnen so wichtig war und zugänglich dafür wurden.
Zumal sie selbst aus ihren Lebensgeschichten mit ähnlichen Jenseits-Kontakten betroffen waren.

Sei es durch eine Verlusterfahrung, eine pathologische
Trauerreaktion über den Tod, der über alles geliebten Mutter.
Eine andere Klientin durch plötzlichen Koma Fall und
eine dritte Klientin, die nicht selbst mit einem Jenseitskontakt betroffen war, aber mir aus „**palliativ**“ Arbeit als Betreuerin in einem großen Klinikum,
über Patienten mit ähnlichen Jenseits-Kontakten berichten
konnte und sich unabhängig voneinander parallelen erkennen ließen.

-154-

Palliativ ist gleich zusetzen mit dem letzten Aufenthalt hier im irdischen Leben und der Vorbereitung mit dem Schritt ins Jenseits ohne Rückkehr.

* * *

Nun will ich Ihnen von dem „**Jenseits-Kontakt**“ mit meiner Klientin „**Maria**“ berichten.

Maria, mittleren alter und Frührentnerin mit viel Zeit für
Ordnungsliebe im ganzen Haus und ihrem Liebling dem Mischling-Hund „**Kendy**".
Die liebe zu Tieren besonders zu Hunden war Zeit ihres Lebens immer ein wichtiger Lebensinhalt.
Das schon in ihrer Kindheit von Bedeutung war und immer in der Familie einen festen Platz einnahm.
Ja, man kann sagen, ein treuer Gefährte fürs Leben und immer mit einem treuen Blick auf Maria und Mutter, dem
man nichts abschlagen und erst recht nicht böse .
sein konnte.
Ein Tier wie „Kendy" spürt die Zuneigung gemocht zu werden.
Ja, geliebt zu werden und passt sein Verhalten ebenfalls
mit treuer Zuneigung zu seinem Frauchen oder Herrchen an.
Viel liebgemeinte Kommandos füllen so den ganzen Tag aus und ist Maria ihr ständiger Begleiter, wo immer sie
gerade unterwegs ist.
Ob beim Einkaufen, im Park spazieren gehen.

Oder auch beim Fahrradfahren,
Maria in die Pedale tritt und Kendy an einer langen Leine im Eiltempo hinterher rennt.
Das macht beiden großen Spaß.
Hunde wie „Kendy" brauchen dieses Lauftempo.
Ja, das ist Tierliebe und lässt jeden Hunde Liebhaber. Wenn er so etwas sieht das Herz höher schlagen.
Ja, dieser Liebling Kendy, spielte noch vor einiger Zeit im Kontakt zum Jenseits, eine wichtige Rolle oder wie es beim Film heißt, eine Haupt- oder Nebenrolle im damaligen Elternhaus mit Maria, Mutter und Hund Kendy.

* * *

… So wird Kendy auch von Mutter immer liebevoll mit ganzer Aufmerksamkeit umsorgt.
Sei es bei langen Fernsehnächten auf dem Sofa mit flauschigen Schmusekissen zum kuscheln oder Snacks für zwischendurch und vielem mehr.

* * *

Bis Maria eines morgens von einer Reise zurück kam
und Mutter „tot“ auf dem Kuschelsofa vorfand.
Der Fernseher lief noch und Kendy hatte tagelang treu auf dem Schoß von Mutter die **Totenwache** gehalten und Maria an jenem Traumamorgen die halb verhungerte und durstige Kendy befreite.
Tiefes entsetzen mit Erinnerungen an diese furchtbare Tragödie überwältigt Maria noch heute.
Wenn sie daran zurück denkt, auch „Kendy“ war irgendwie die Trauer anzumerken,
dass nichts mehr so wie vorher war.
Diese Empfindungen hat auch ein Hund, ebenso wie ein Mensch.

* * *

Und so verging einige Zeit.
Mutter hatte im nahegelegenen Friedhof ihre letzte Ruhestätte und Maria bei ihren allabendlichen Spaziergängen mit „Kendy“ auf dem Weg dorthin.
Doch was immer ganz sonderbar war und Maria jedes Mal auffiel, je näher beide Mutters Grabstätte kamen,
desto unruhiger und aufgeregter wurde „Kendy“ mit wimmern und jaulen.
Wofür es eigentlich keinen guten Grund gab und beim Verlassen der Grabstätte wieder Ruhe eintrat.
Sehr sonderbar so dachte Maria, kein anderer Hund und keine Friedhofs Besucher um diese Zeit in der
Nähe.
Also eigentlich kein Grund für Unruhe und maß dem Verhalten von „Kendy“ zu Anfang keinerlei Bedeutung bei.

* * *

… Doch eines Abends, die Dunkelheit
brach schon ein
auf dem nachhause Weg vom Grab,
erschien
Maria beim Eintreten ins Haus.
Alles sehr sonderbar.
Und auch nicht erklärbar.
Im Flur so war sie sich Sicher,
hatte sie die gelesenen Zeitungen und
Illustrierte für die Mülltonne im eiligen
vorbeigehen auf die auf die
Garderobenablage geworfen, jetzt aber
waren sie sehr
geordnet aufeinander gelegt.
Und auch beim Betreten ins ordentlich
zurechtgerückte Sofakissen.
Dabei hatte Maria sich noch kurz zuvor
auf dem Sofa ausgeruht und sehr
unordentlich alles verlassen.
Sogar die Kuscheldecke war ordentlich
zusammengerollt.

… Und was ist das, die Fernsehbedienung, die eigentlich immer auf Marias' Platz liegt, lag auf Mutters alten Platz.
Als wenn Mutter wie früher auf ihrem Sofa Fernseh gesehen hat und auch die Fenstervorhänge waren überordentlich zurecht gezupft.
Was Maria nie tut.
„**Aber Mutter**".
Und noch die ein oder anderen Gegenstände waren geordnet zurechtgelegt.
Maria, sehr verschreckt darüber, als wenn jemand in der Zwischenzeit hier in Haus für Ordnung gesorgt hat.
„**Mutters Ordnung**".
So fährt Maria in diesem Moment der Schrecken durch die Glieder.

… Wie nur kann so etwas sein und ein Hauch von Mutters Parfüm der wie ein leichter Luftzug sich im ganzen Wohnzimmer verteilt.
Was ihr auch schon beim Reingehen im Hausflur
Argwöhnisch vorkam.

Das alles war für Maria erdrückend.
Und jetzt verband sie das wimmern und jaulen von Kendy an Mutters Grab mit diesen erschreckenden Geschehen
hier im Haus.

… Das war Mutter zu Besuch und die Angst vor diesem
Jenseitsbesuch ging bei Maria um.

* * *

So vergingen einige Nächte in denen an Schlaf nicht zu denken war und aus Angst der Fernseher die ganzen Nächte bis in den Morgen lief.
Und Maria auch keine Grabbesuche mehr machte.

… Bis doch an einem späten Abend bei Kerzenlicht und Fernseh ein neues sehr fragwürdiges Ereignis Maria in Schreckstarre versetzte.
Maria beschäftigte sich kurz in der Küche mit Snacks für Kendy, der auf Mutters Platz auf dem Sofa lag.

Als im Kerzenlicht an den Wänden ein Schatten vorbeizog, so als wenn da Jemand durch die Wohnung schreiten würde.
Mit einem Parfümduft in der Luft, den der Schatten hinter sich her zog.
„**Mutters Parfüm**".
Dem Kendy wie an Mutters Grab wimmernd und jaulend folgte und Maria in Schockstarre fallen ließ.
Mit einem Engegefühl, als wenn jemand hinter ihr steht.

... Wie früher „**Mutter**"
ob sie auch alles mit viel Ordnung richtig macht
und Kendy, der schlagartig wieder ruhig auf seinem Platz auf dem Sofa saß.
Mit dem Kopf nach rechts zu Mutters Fensterplatz.
Mit den Pfoten in der Luft kratzte er wie früher an Mutters Kittel nach Snacks.

* * *

Maria, immer noch vor Schreck zur Eis Säule erstarrt, als wenn ihr das Herz stehengeblieben war.
Unfähig zu jeder Bewegung und alles was sie zuvor noch in der Hand hatte zu Boden fiel.

... Sollte sich ihr Verdacht wirklich bestätigt haben,
„**Mutter kam aus dem Jenseits**"
zu Besuch, um hier im Haus nach dem Rechten zu sehen.
Nun nahm Maria ihren ganzen **Mu**t zusammen und schaffte es doch sich aus der Schreckstarre zu lösen
um dem „**Spuk**" im Angstschrei ein Ende zu machen.

Mutter das hier ist meine Welt
Hier darfst du nicht mehr leben.
Geh zurück in deine neue Welt.

… Und so geschah es:
Die Schatten an den Wänden zogen zurück
zur Tür mit Kendy im Gefolge,
der winselnd und wartend vor der Tür
zurückblieb.

„**Mutter war gegangen**".

* * *

Diese Nacht, mit so einem Jenseitsbesuch,
wird Maria
Zeit ihres Lebens in prägender Erinnerung
bleiben und sie sich im Nachhinein mit
diesem übersinnlichen
Jenseitskontakt beschäftigt.

* * *

Doch ist dieses Mysterium noch nicht
ganz zu Ende.

... Aus ihrer Not heraus vertraute sich
Maria ihrer Schwägerin an.
Einem vertrauten Menschen, der offen für
diese Art übersinnlichen war.

Kurze Zeit später zog Maria mit Kendy einige Tage zur Schwägerin ins Haus um wieder Ruhe und psychisches Gleichgewicht für ihren Alltag zu finden.

„**Was dann geschah**".

Nur diesmal bei der Schwägerin,
an einem ähnlich gemütlichen
Fernsehabend bei Schummerlicht.
Als plötzlich Kendy sich mit Wimmern
und
Jaulen bemerkbar machte.
Als wenn jemand die Wohnung betritt,
aber kein Besuch um diese späte Stunde
erwartet wurde. Der Mann der Schwägerin
konnte es nicht sein, der war
für einige Tage beruflich außer Haus.
Also was war los mit Kendy.

... und da,
ein Schatten, ein Schattenriss, eine
Schattensilhouette,
die an den Wänden vorbeizog.
Mit einem Luftzug von Parfüm Geruch.
„**Mutters Parfüm**".

Das da durch den Raum zog und dem Kendy folgte.
Maria, als wenn sie irgendwie was unheimliches erwartet hätte, ergriff die Hand der Schwägerin mit den Worten:

... Es ist wieder soweit,
Mutter kommt aus dem
"Jensets" zu besuch.

Nun auch die Schwägerin.
Beide in ängstlicher Erwartung.
Was kommt jetzt.
Ist das alles eine Wahrnehmungsstörung, eine Illusion oder etwas von Geisterhand gelenktes.
Ist das Wirklichkeit oder was sehen wir da.
Panik schlich sich bei beiden ein, als im Fernsehlicht ein Bild anfängt sich zu bewegen.
Als wollte es jemand geraderücken und dabei auf den Boden fiel. Beide immer noch starr vor Schreck und zu jeder Regung unfähig.
Sahen nun das Unvorstellbare, das Unmögliche,

was uns kein Mensch glauben wird.
So die Schreckgedanken bei den beiden.

… Und wieder fasste Maria ihren ganzen **Mut** zusammen.
Mit lautstarken Worten und Gebärden:

… Mutter, das hier ist unsere Welt.
Hier darfst du nicht mehr leben.
Geh für immer zurück in deine neue Welt.

Die Schattensilhouette gleitete weiter an den Wänden entlang zurück zur Tür.
Mit Kendy im Gefolge.
Der vor der geschlossenen Tür ausharrte.

* * *

Diese Botschaft aus dem „**Jenseits**“ war auch für die Schwägerin ein nachdenkliches und prägendes Erlebnis was sie „**nie**“ vergessen wird.

* * *

Ja , liebe Leser,
so prägend und angstbesetzt können
Jenseitskontakte
sein.
Das Maria in eine weit entfernte Stadt
verzog.
Doch diese Art „**mystische**“ Erinnerung
Zeit ihres Lebens verfolgen.
Einen neuen Kontakt aus dem Jenseits hat
es für Maria nie wieder gegeben.

Ende

* * *

Jenseits-Kontakte mit Patienten auf einer Palliativstation

* * *

Und so berichtete mir „**Magarete**“,
eine nette und lebensbejahende Dame, die seit vielen Jahren als Palliativbetreuerin in einem großem Ostwestfälischen Klinikum Patienten mit Traumaschädigungen und schweren Krankheiten betreut.
Eine Berufung, wie sie es ausdrückt und Ihre Dienste der Menschlichkeit in den Mittelpunkt stellt.
Viel Lob und Dankbarkeit für ihre nie ermüdende
Zuhör-Bereitschaft wird ihr entgegengebracht.

„**Palliativ**",
bedeutet für solche Patienten die Vorbereitung mit dem Schritt ins Jenseits.
Diese Patienten, die auf das Jenseits mit Angst oder auch Erleichterung warten, wollen mit jemand reden.
Der Verständnis zeigt und zuhören kann.
Für ihre Erfahrungen aus den Lebensgeschichten und Leidenswege und ganz wichtig Patienten die Traumaerlebnisse mit Jenseitskontakten durchlebten.

Familienangehörige hingegen zeigen wenig Verständnis und Zuhörbereitschaft für so ein wichtiges Anliegen wie ein Jenseitskontakt.
Wenn überhaupt wird es als „**mystisches Phänomen**" in das Übersinnliche abgeschoben.
Irgendwie ist das schon verständlich, denn sie wollen das Mitglied der Familie nicht loslassen.
Nicht so einfach gehen lassen und festhalten
am irdischen.

Es ist für Palliativ Patienten immer schwer so ein Jenseitskontakt glaubwürdig der Familie zu vermitteln.

* * *

So passiert es immer wieder,
das Palliativpatienten mit einem Jenseitskontakt oder Nahtoderfahrung sich verschweigen und isolieren.
Doch in gemeinsamen und vertrauten Gesprächen mit ihrer Betreuerin „Margarete“, fangen solche Patienten an sich zu öffnen für ihr wichtiges Anliegen und geben ihr Geheimnis zu guten Händen.
Und so verwundert es immer wieder, dass aus solchen Gesprächs Inhalten Patienten unabhängig voneinander,
gewisse Parallelen und Gleichnisse aus ihren Jenseitsbegegnungen preisgeben.
Die sich nicht kennen oder je begegnet sind.

… So geht aus ihren Schilderungen hervor, dass sie mit ihrer aufgebürgten Last von Leid und Schmerz durch Nahtoderfahrung befreit wurden. Je mehr sie sich dem Jenseits näherten und ihr Körper durch die Energie der Anziehungskraft langsam anfing sich aufzulösen und wie in einem „**Sog**“ auf die andere Seite hinüberzog.

* * *

Schmerz, Leid und die mächtige Lebenslast suchte sich den Weg aus dem Körper um frei zu werden für andere Sphären, die heller und schöner waren. Mit dem Drang danach…

„lass mich los,
da will ich hin,
da will ich bleiben,
in dieser besseren und anderen Welt“.

Ein Gefühl das grenzenlos vereinnahmt, wie ein schöner Traum der unbedingt noch zu Ende geträumt werden will.

Und traurig und enttäuscht ist, weil man aufwacht.
Mit dem Bemühen, diese schöne Traumwelt wieder einzufangen. Doch enttäuscht wird mit dem Gefühl das uns sagt:

„Du kannst das „Jenseits“ noch nicht betreten, du bleibst noch hier bei uns“.

Doch immer noch lauschen wir von weitem den Stimmen.

„Wir holen dich zurück in eine paradiesische Welt“.

… Ein Tauziehen zwischen diesen beiden mächtigen Energiefeldern.
Dem irdischen Leben und dem paradiesischen Jenseits.
Ein Gefühl der inneren Zerrissenheit, was sich da auftut.

Wo gehöre ich hin,
wo ist der Platz,
wo ist mein Platz.

Als wenn wir uns als ein Teil der Natur in einem nie Endenen KLeislauf befinden. Wo alles wieder von vorn anfängt.
Wie ein Laufrad, das nie aufhört sich zu drehen.

„Leben-Tod und neues Leben“.

So entfernt sich diese Jenseitsenergie immer weiter und weiter, wird schwächer und schwächer.
… Und da war sie plötzlich wieder, die alte Lebenslast mit all ihrem
Leid und Schmerz.

… Zeitreise mit den Schritten zurück ins Leben hatte begonnen.

Alles irdische hatte uns wieder eingefangen.

So verweilen und rüsten wir uns hier im Palliativ für eine neue Reise ins Jenseits, ohne jemals zurückzukehren.

… Doch es tut gut zu wissen,
was kommt danach.

So die Gleichnisse und Parallelen von
palliativ Patienten,
die ihrer Betreuerin
Magarete zugetragen wurden.

Ende

Eine
Komapatientin

* * *

So konnte ich von einer Klinikpatientin,
die nach einem „Trauma“ ein
Langzeitkoma überlebt hat, ähnliche
Eindrücke erfahren, wie auch für sie sich
ein kurzer Blick durch den Spalt einer
geöffneten Tür zum Jenseits Mysterium
auftat.
Auf dem Weg dorthin alle Lebenslast
abfiel.
Eine fremde Kraft, so berichtete sie, die
wie ein „**Sog**“ auf die andere helle Seite
zieht und alles Irdische im dunkelen
zurück bleibt.
Ein mächtiges Gefühl von grenzenloser
Freiheit das sie eingefangen hatte.
Einem entfernten Horizont entgegen mit
dem „Drang“ in diese paradiesische Welt,
die sich da auftat einzutauchen.

Rufe aus dem Jenseits, die sie vernahm.
Als wollten sie sagen:

… „Du gehörst hierher,
hier ist deine neue Welt,
hier ist den Platz“.

Schritte dahin, die sie immer wieder versuchte.
Diesem hellen und wohltuendem Horizont entgegen zu gehen, gelang ihr nicht.
Sie fühlte Fesseln, eine Umllammerung, eine Kraft, die sie zurückhielt.
Das irdische Leben wollte sie noch nicht freigeben.
Immer wieder versuchte sie sich aus dieser Umklammerung zu lösen.
Doch sie war zu schwach der irdischen „**Schattenwe**“ zu entfliehen.
Die Anziehung der paradiesischen Welt da draußen wurde schwächer und schwächer.
Die irdische Energie, mit all dem **Leid** und **Lebenslast** hatte sie in ihre Schattenwelt zurück geholt.
Als wenn sie sagen wollte:

… „Da gehörst du noch nicht hin.
Die Zeit für ein Wegschleichen von uns ist für dich noch nicht gekommen.
Aber das paradiesische Jenseits wird aufs neue versuchen dich auf ihre Seite zu ziehen.
Dann wird der Weg für dich dahin frei sein.
Warte nur ab, deine Zeit wird kommen.“

… Diese starken Gefühlsempfindungen mit Bruchstücken als ihren Erinnerungen, die ihr Unterbewusstsein freigegeben hatte beschrieb meine Klientin nach dem Koma. Und ihren letzten Worten:

… „Es tut gut zu wissen, was kommt danach“.

Ende

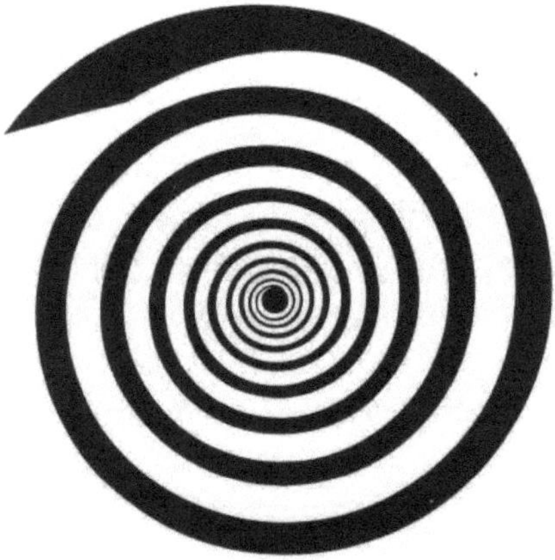

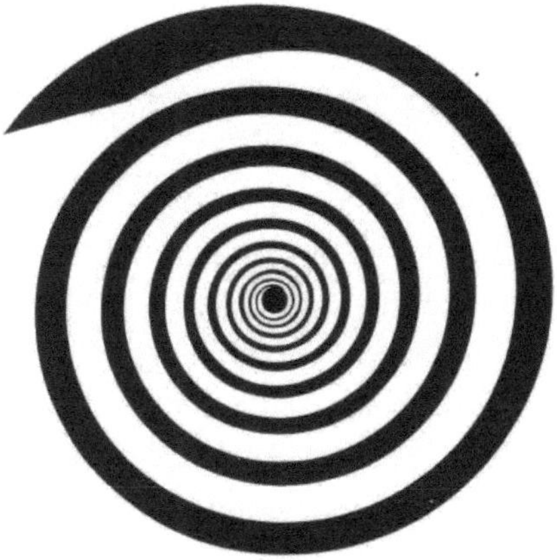

Kapitel 8

Eine abschließende analytische

Zusammenfassung dieser besonderen und außergewöhnlichen hypnotischen Fallstudie.

* * *

Liebe Leser,
wie schon zu Anfang geschrieben,
um einen Menschen verstehen zu können,
muss man seine ganze Lebensgeschichte
kennen.
Denn da liegen die seelischen Konflikte,
die im Unterbewusstsein schlummern.
Und in unserem Verhalten und handeln so
manches bewirken.
Was wir nicht wollen, bis hin zu vielen
alltäglichen Einschränkungen im
Lebensbereich mit Selbstisolation.
Die dann ein Leben nicht mehr
Lebenswert
macht.

Bei einer zu späten Erkenntnis für solche unbewussten Einflüsse, ist es immer sehr schwer diese gefestigten und verpanzerten Charakterstrukturen aufzuweichen und in eine Neuordnung zu bringen.
Das ohne „**kompetente Hilfe**" meist aussichtslos ist.
Schleichende Lernprozesse die sich formiert haben und das Unterbewusstsein über große Zeiträume aufgenommen und zu Charakterstörungen weiterentwickelt hat.
Ohne das wir davon was gemerkt haben und letztlich der Mensch daraus geworden sind, der wie aber nicht werden wollten und uns selbst im Weg stehen.

… Wenn wir „**Glück**" hatten, dann bleiben wir durch eine vorbildliche und freie Erziehung von solchen negativen Einflüssen verschont.

… Hatten wir aber „**Pech**“ wie in diesem Buch meine Klientin Margot und waren so einem Erziehlungsstil Hilflos ausgesetzt, dann werden wir so ein Charakterprodukt mit einer negativ geformten Persönlichkeit.
Es wird in innerfamiliären Bereichen viele aus dem Ruder gelaufene Erziehungsmethoden geben und der spätere psychische Schaden für Leid und Abgrundgedanken nicht mehr weit ist.
Unsere psychische Gesundheit ist der Lebensmotor unsere Energie und Kraft die es überhaupt erst möglich macht, dass wir uns in Bewegung setzten können.
Sollte es Wert sein so gut es geht beachtet zu werden und alle negative Einflüsse von uns fernzuhalten.
Ja, man könnte auch sagen,
damit wir uns keinen psychischen Virus einfangen oder diesem ausgesetzt sind.
Ist unser Psychenleben erst angreifbar geworden, dann lässt die „**Tatkraft**“ nach.

Bis hin zu depressiven Verstimmungen oder schweren Erlebnis-Reaktiven Depressionen.
Das bedeutet, dass wir durch negative Einflüsse in unserer Lebensgeschichte mit suizidalen Gedanken psychisch angreifbar geworden sind.

… Die innen Seite unseres „**Ichs**" ist den meisten Menschen **nur** wenig **Wert**.
Schöne Äußerlichkeiten wie gute Kleidung, Schmuck, Auto und vieles mehr haben immer den Vorzug.
Aber wie sieht es mit unserer inneren Schönheit aus.
Diese wird meistens vernachlässigt.
Spätestens wenn wir merken, mit uns stimmt etwas nicht und fangen an Leid zu verspüren oder mit Einschränkungen leben zu müssen.
Dann wird nach Hilfe bei Psychotherapeuten, Psychiater, hypnotische Induktionen, Körper und Geist Training oder auch Reiki als geistiges Heilen ersucht.

Letztlich als erste Selbsthilfemaßnahme Sport und Lauftraining an der frischen Luft.
Wofür man in gesünderen Zeiten keinerlei Interesse hatte.
Jedoch schaffen es kritische Lebensphasen oder Lebensumstände auch solche Hilfeschreie der Psyche zu reagieren und sich in Bewegung zu setzten, mit dem Bewusstseindarüber:

Nun ist die innere Schönheit wichtig Und an der Reihe.

* * *

So auch Margot mit ihrem ungehörten seelischen Hilfeschreien, griff zu dieser Selbsthilfe
„**der Arbeit im Modehaus**".
Für sie ein wichtiges Sprungbrett dieser verqueren Erziehung mit der dahinterstehenden „**Religion**" entfliehen zu können.

Wäre ihr dieser Sprung zur Selbsthilfe nicht gelungen oder sich die Möglichkeit einer Lehrstelle im Modehaus nicht angeboten hätte um die psychischen Klammern aus den Altlasten zu lösen.
Dann wäre für Margot diese letzte Chance vertan.
Der Zeitpunkt für Veränderungen und Umlernen waren noch gut.
Sie war eine jugendliche und die Erziehungsprägungen noch nicht zu verfestigt und korrigierbar.
Denn sonst würden sie immer wieder alte Einflüsse aus dem Unterbewusstsein einholen und sie an ihre Prägungen aus der frühen Lebensgeschichte Erinnern.

* * *

Und so konnte Margot
„in Selbsthilfe“
ihrem Martyrium entkommen.
Ein neues Selbstwertgefühl und
Umdenken fing langsam
an sich aufzubauen und mehr und mehr
ihre auf erzwungenen Denkweisen und
Verhalten in Frage zu stellen.
Um aus diesem Labyrinth der
Minderwertigkeit einen Ausgang zu
finden.
Wäre ihr das nicht gelungen, dann würde
ihr weiterer Lebensweg ins „**nichts**“
führend verlaufen mit sehr fraglichem
Ausgang.

* * *

Ein neuer wichtiger Bewusstseins Schub
für Margot, ihre alten Floskeln los zu
werden, war die anstehende Ehescheidung
der Eltern.

Nun wurde das Wort „**nein**“ klar und unmissverständlich
den Eltern zum Ausdruck gebracht.
Entsetzen und Skandal über das neue Verhalten ihrer Tochter, denn das war bisher ein Wort, was zu keiner Zeit von Margots Lippen kam.

* * *

... Nun, Margot war nicht nur eine Verkäuferin, sondern auch eine recht attraktive Frau, die sich für Ehe und Familie öffnete.
Das allerdings von Anfang an schon sehr fragwürdig
auf wackligen Beinen stand.
Ebenso in einem zweiten Partnerverhältnis.
Was blieb war der Halt und die große Liebe zu ihrer Tochter Lydia.

* * *

Ein tragischer Tag im Leben von Margot.
Die Todesfahrt in den winterlichen Bergen im Eis und Schnee mit tiefem Schuldbewusstsein am **Tod** ihrer Tochter Lydia.
Selbst schwer verletzt mit Rückholung ins Leben und einem kurzen Blick durch den Spalt einer geöffneten Tür
Ins **Jenseits**.

* * *

Wieder an einem kalten Winterabend, tief nachdenklich am Küchentisch in ihrem Schmerz versunken.
Geräusche da draußen im gefrorenem Schnee,
die sich dem Küchenfenster näherten.
Mit einer Gesichtssilhouette, die durch das gefrorene Fenster hineinsah.

Lydia,
so Margots Schreckgedanken.
Lippen, die sich bewegten, als wollten sie etwas sagen,
doch Stimmen die Margot nicht erreichten.
Die Fußspuren draußen im Schnee und der gefrorene Gesichts Abdruck im Fenster.
War für Margot ein Zeichen:

… Das war Lydia.

Mit einer Botschaft aus dem Jenseits, die aber ungehört blieb.

… Was hat Margot da gesehen?
War es eine Illusion oder eine illusionäre Verkennung, eine Halluzination, eine Wahrnehmungsstörung oder war es doch Wirklichkeit.
Eine Frage, die jedoch nur von Margot beantwortet werden konnte.

… **Das war Lydia**
mit einer Botschaft aus dem Jenseits
und Worte die sie nicht erreichen konnten.

* * *

Die Beratung und Aufklärung zur Vorbereitung für die Hypnoseinduktionen ist für den Klienten von großer Wichtigkeit.
Um im Vorfeld schon Ängste und Bedenklichkeiten abzuwenden und sollte von dem Klienten nicht abgenickt angehört, sondern auch richtig verstanden werden.
Was in den Erklärungen immer zeitaufwendig und anstrengend ist.

… Der tiefe Sinn darin liegt, dass sich während den Hypnosen keine sogenannten Stör Felder einschleichen können und somit ganze Hypnosen unbrauchbar werden.
Die anfänglich leichteren Hypnosen dienen einer Gewöhnung für die finale Tiefenhypnose um bei
Margot die Gefühle und Erinnerungen ihrer Nahtoderfahrung im Unterbewusstsein sichtbarer zu machen.

Und in eine Erklärung zu bringen, wobei
das Codierungswort
„**Babylon**“
Der Auslöser dafür ist und in der
hypnotischen "Kunst"
als „**Trigger**“ genannt wird.

* * *

Ein unerwartetes Folgetreffen mit Margot
bestätigte mich, mein hypnotisches
Vorgehen richtig eingesetzt zu haben.
Die für Margot positive Veränderungen
bewirkten.
Mit der Erkenntnis darüber:

... Es tut gut zu wissen, was kommt
danach.

Und sie heute ihre ganze Lebensgeschichte
als eine wichtige Erfahrung sieht.
Die sie verändert und in eine
Neuorientierung gelenkt hat.

* * *

Auf eine meiner letzten Fragen wird
Margot den Kontakt zum Jenseits und ihre
Nahtoderfahrung für immer
verschweigen und Zeit des Lebens
ihr gut gehütetes Geheimnis bleiben.

* * *

… Ihre Liebe zu Lydia will sie nicht
teilen.
Nicht mit Familie oder einer neuen
Partnerschaft.
Die Prägungen aus ihrer auferlegten
Religion gehört für immer der Geschichte
an.
Ist abgelegt und belastet sie nicht mehr.
Ihr Leben ist es Wert noch zu Ende gelebt
zu werden.
Mit der freudigen erwartung auf den Weg
ins Jenseits.

* * *

Ähnliche kontakt Begegnungen mit dem Jenseits.

So Maria, die ihre Mutter nach vielen Tagen mit ihrem Hund Kendy auf dem Schoß vorgefunden hat.
Ein Traumaerlebnis für die sensitive Maria mit einem Jenseitskontakt zur Mutter, nach einem Friedhofsbesuch.

* * *

… Nicht nur Maria, auch ihre Schwägerin als Vertraute Zeitzeugin für dieses **Mysterium** Jenseitskontakt, dass aber dennoch viele Fragen aufwirft.
Alles nur eine Illusion, Halluzination, eine Wahrnehmungsstörung oder doch eine Botschaft aus dem Jenseits.

* * *

so auch Margarete,
ihrem Betreuungsdienst der
Mitmenschlichkeit auf der **Palliativstation**
im Klinikum für sie eine „nie“ ermüdende
Zuhörbereitschaft in den
Leidenserlebnissen ihrer Patienten.
Auch hier tun sich in den Schilderungen
Gleichnisse und parallelen im Kontakt
zum Jenseits und
Nahtoderfahrungen auf.
Mit einer neuen Vorbereitung für den Weg
dorthin.
Auch hier die Worte:

... Es tut gut zu wissen, was kommt
danach.

* * *

Auch die „**Komapatientin**“,
die ein Langzeitkoma überlebt hat, im
ähnlichen erleben.
Mit einem kurzen Blick durch den Spalt
einer geöffneten Tür ins "**Jenseits**".

Dieses Mysterium mit all der Lebenslast, die sich auflöste und wie eine **Sog-Energie** Horizont entgegen auf die andere Seite in diese **paradiesische** Welt zieht. So auch hier im Ausdruck:

... Es tut gut zu wissen,
was kommt danach.

Ende

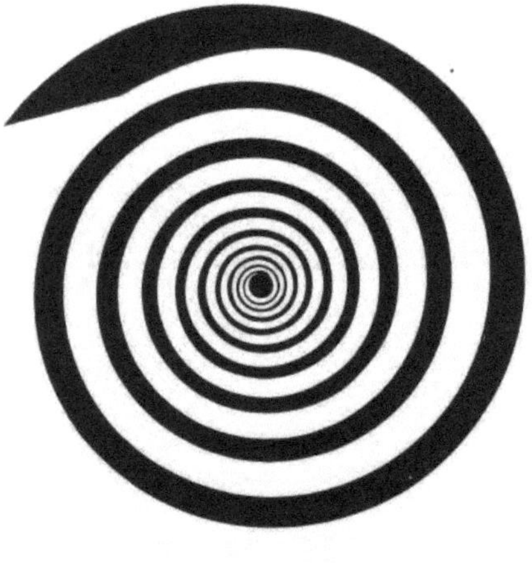

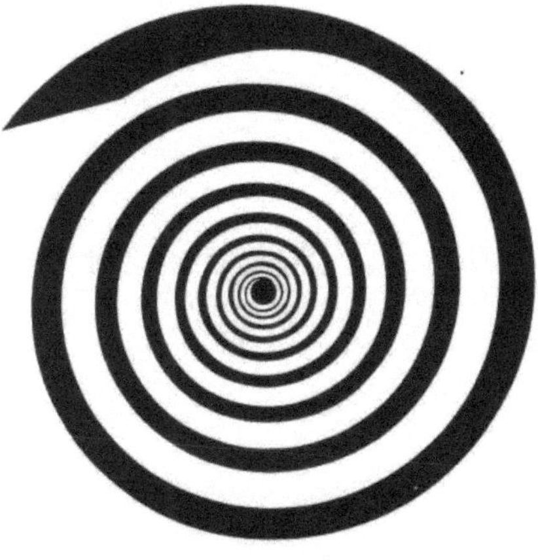

Ein Schlusswort
Das zum Nachdenken anregt.

* * *

Nun, liebe Leser,
noch ein Schlusswort über diese aufregende aber auch tragische Lebensgeschichte von margot und Lydia, die ich verbinden möchte mit etwas Philosophie,
Die Zusammenhang- und Erkenntnislehre oder auch übersinnliche, unerklärbare Phänomene, die aber durchaus auch reale Hintergründe beinhalten können.

* * *

Von jeher hat es die Menschheit schon immer fasziniert, diesem mystischen Geheimnis auf den Spuren zu bleiben.

Was kommt danach?

... Das unendliche Paradies,
in einer anderen und besseren Welt oder
die Teufelskralle die uns einfängt und
gefangen hält.
Sind wir ein Teil des Universums wo
unsere Seele, unsere psychische Energie
irgendwo in den weiten Sphären
unwiederbringlich abtaucht.
Und für immer als verschollen gilt oder
wird alles auf
„neues Leben“
in einem endlosen Kreislauf der Natur
Leben-Tod-neues Leben
Übertragen?

Mit anderen Worten, alles beginnt aufs
neue
wo es geendet hat.
Denn da wo die Grundbausteine für Leben
vorhanden sind.
Wasser-Sauerstoff-Klima, sei es irgendwo
in den Weiten des Universums oder in
anderen Sonnensystemen, da muss Leben
entstehen.
So gesehen sei daran erinnert, dass wir
nicht unbedingt die Krönung der
Schöpfung sind.

… Denn irgendwann gab es uns Menschen **nicht**.
Eine nie ermüdende Frage, „die“ die ganze Menschheit schon von jeher beschäftigt.
Aber nie dieses mystische Geheimnis aufdecken wird.
Es sei denn die Wissenschaft entwickelt ein Verfahren, das uns einen Vollständigen Einblick in das Jenseits ermöglicht.
So hat die amerikanische Wissenschaft zu experimentieren angefangen.
Verstorbene Menschen auf eigenen Wunsch einzufrieren,
um sie in einer anderen Zeit Epoche mit allerlei medizinischen Hilfen wieder ins Leben zurückzuholen.
Gelingt dieses, dann allerdings können sich viele neue Erkenntnisse daraus ergeben und Licht in dieses dunkle Mysterium einer Auferstehung von den Toten bringen.
Ob Experimente dieser Art je gelingen werden?

Diese Frage bleibt offen und wird wenn überhaupt,
nur die Zeit beantworten können.
Allerdings darf nie verkannt oder unterschätzt werden, was die Wissenschaft in den letzten gut 100 Jahren entwickelt und revolutioniert hat.

So war die schnellste Geschwindigkeit aus alter Zeit das „**Pferd**".
Heute sind wir bei der Lichtgeschwindigkeit angekommen.
Und weiter, die Organtransplantation der Herzverpflanzung, eine medizinische Revolution in den 1969Jahren.
Altes Herz beim Mensch raus und anderes rein.
Steht ein Herz erst einmal still, sodass Denken früher darüber, ist man unwiederbringlich „**Tod**".
Eingriffe dieser Art gehören heute in den Herz Zentren zur Routine, so auch die Weiterentwicklung künstlicher Organe und vieles mehr was revolutioniert wurde.

… Wer kennt schon die weit entfernte Zukunft oder kann sie voraus sagen, in der vieles möglich ist,
was wir nicht annähernd erahnen können und der Menschheit schon so manche Überraschung beschert hat.
Das philosophisch betrachtet ein gesamt Auftrag der Menschheit hier auf Erden ist.

* * *

Das Wort „**Energie**“
beinhaltet eine Vielfalt von Fassetten.
So gibt es den elektrischen Strom in unseren Haushalten,
Motoren und Generatoren, die aus ihren Umdrehungen eine **Kraft** und **Antrieb** erzeugen.
Nicht zu vergessen die Naturgewalten mit dem Vulkanismus aufsteigender feuerflüssigen Gesteins Massen.
Der Mond mit seiner Energie, der Meere mit Ebbe und Flut in Bewegung setzt.

Flüsse, Feuer, Stürme, Sonnenenergie und letztlich die **psychische Energie** des Menschen, die es erst ermöglicht, dass wir uns in **Bewegung** setzen können.
Ist diese psychische Energie, diese Antriebskraft in der Lebensgeschichte durch Störungen angreifbar geworden oder wie in diesem Buch beschrieben durch Traumaerlebnisse geschädigt.
Dann wird das Leben mit allerlei Einschränkungen belegt.
Bis hin zu Angstphobien, Charakterstörungen oder schwerste Depressionen mit Abgrundgedanken zur Selbststörung, die es dann unmöglich macht am sozialen Leben teilzunehmen.

* * *

… Diese psychische Energie die wir nicht sehen aber in uns tragen, ist eine unsichtbare kraft „die“ wenn sie angreifbar geworden ist, sich mit Symptomen gegen uns stellt und in schweren Verläufen in eine
Energielosigkeit lenkt.

Uns schwach werden lässt und es nicht mehr schaffen uns in Bewegung zu setzen. Nur noch liegen und **ruhen** zu wollen. Geschweige denn ein Bein vor das andere zu setzten, aufrecht zu gehen oder überhaupt noch am sozialen Leben teilzunehmen und in schweren Verläufen in eine regelrechte Selbstisolation verfallen.

... Spätestens jetzt wenn wir uns, ja man kann sagen
so einen Psychischenvirus eingefangen oder eingehandelt haben, wird uns bewusst, dass wir da etwas in uns tragen was uns lähmt.

… **Eine Energielosigkeit**:
Die Antriebskraft, die von unserem Gehirn, Nervensystem, Unterbewusstsein und Psyche Befinden ausgeht, mit ihren elektromagnetischen Strömen, dass auch elektrische Energie ist.
Aber nicht die, die wir aus unseren Haushaltssteckdosen kennen.

... So auch unser Unterbewusstsein das Einflüsse auf unser Verhalten und Denken bewirkt.
Und Zeit des Lebens alle Eindrücke und Erfahrungen,
die wir durchleben mussten eingefangen und gespeichert hat wie ein energiemächtiger „Computer".
Das nur hypnotische Einwirkungen ermöglichen, diese Amnesie vergessene und verdrängte Erlebnisse oder verschollene Erinnerungen wieder sichtbar zu machen.

* * *

... Eine „**psychische Energie**"
Das ist die mächtige Lebenskraft, die sich wie in diesem Buch beschrieben durch eine „**Nahtoderfahrung**" aus dem Körper wegschleicht und alle Lebenslast mit Leid, Elend und Schmerz im irdischen zurück lässt.
Für einen Eintritt in andere Energiesphären und wie ein Magnet auf die andere Seite ins „**Jenseits**" zieht.

… Auch das ist eine „**Ur-Form**“ von Energie, dem wir uns nicht wiedersetzten können.

* * *

So gibt uns durch den Tod die „irdische Energie“ frei.
Wird in ihrer Kraft schwächer und schwächer und das „Jenseits“ zieht sanft und behutsam zu sich auf die andere Seite hinüber.

* * *

Auch ein „**Traumaerlebnis**“ ist eine unsichtbare Energie, die sich gegen uns stellt, einschränkt und schwach werden lässt.
Unser Denken mit den Gefühlen und Angstträumen darüber, auch das sind Kräfte die hinunter ziehen.
So zieht uns unser positives Denken immer dahin, wo es angenehmer, ungefährlicher und schöner ist.

Als im negativen Denken in unangenehmes für Probleme und Schwierigkeiten.
So gibt es viele Menschen, die es hier im irdischen Leben schwer getroffen hat und das Jenseits anstreben.
Aber doch wissend darüber sind was kommt danach.
Doch eins ahnen sie:

… Die andere Seite kann nur besser sein.

* * *

Nahtoderfahrungen durch Traumaerlebnisse sind nur durch tiefenhypnotische Einwirkungen sichtbar zu machen.
Was mit unserem Normalen Tagesbewusstsein (Wachbewusstsein) nicht möglich ist.
Das Unterbewusstsein spricht seine ganz eigene „Sprache“.
Ohne eine bewusste Zensur oder Manipulation darüber zu haben.

… Für stärkere Traumaerlebnissebewirkt
die Psyche ein Selbstschutzmechanismus,
ein Verdrängungsmechanismus.
Mit einer globalen „**Amnesie**“ und
bedeutet keine Erinnerung mehr vor und
nach dem Trauma, was so schwerwiegend
war um vergessen zu müssen.
Man kann auch sagen, ein Trick des
Geistes um weiter Leben zu können.
Ja, um vergessen was so schlimm und
schwerwiegend war.
Gelingt es durch Hypnose, sich einer Tür
dem Unterbewusstsein anzunähern und zu
öffnen.
Dann ist das der Schlüssel für weitere
Türen.

… Denn Eindrücke aus dem Trauma
müssen im Unterbewusstsein immer noch
aufbewahrt sein.
Da ja alles einmal „**Real**“ erlebt worden
ist.

* * *

An dieser Stelle noch einmal der Begriff
… „**Parapsychologie**"
Oder auch abergläubische Vorahnungen und Eingebungen am Morgen vor der Todesfahrt von „**Margo**t" und „**Lydia**" nicht loszufahren und doch besser den Zeichen der Vorahnungen zu folgen.

… Die unruhige Nacht mit früherwachen und ungewohnter Unruhe für Margot am Morgen der Fahrt.

… Das Gedankenspiel:
Ist Heute ein Tag mit dem Datum 13 ein Unglücktstag?

… Das Auto, dass sich morgens wegen festgefrorenen Bremsen nicht in Bewegung setzten lässt.

… Der Blick aus dem küchenfenster mit Eis und Schnee.
Hoffentlich geht heute alles gut.

… Die Euphorie von Tochter Lydia für einen Ruhe und Erlebnistag sich bei krank zu melden.

… Sind das alles Zeichen, die der Parapsychologie, dem Übersinnlichen oder dem Aberglauben zuzuordnen sind.
Mit Ihrer „**Energie**“, die zurück halten will.

… „Fahrt nicht los heute Morgen, es droht Unheil.“

Mitunter bewahrheiten sich solche Vorahnungen, die vor großen Schäden bewahren können und doch gehört dieses in das Reich der unklärbaren Phänomene.
Würden wir uns danach richten, dann lebten wir in einer Parallelwelt und an der Realität vorbei.
Hatten wir jedoch „**Glück**“ auf unsere Vorahnungen zu hören blieben wir vom „**Unglück**“ verschont.
„**Margot**“ und „**Lydia**“ allerdings konnten diese Zeichen nicht deuten.

Dieses wird immer ein schwieriger
„Gedanken und gefühlsspagat“ bleiben.
zwischen:

„Ja“ oder „Nein“
„Richtig“ oder „Falsch“
„Gut“ oder „Böse“.

****

In vielen Beratungsgesprächen mit einigen meiner Klienten lenkte wo immer ich von Traumaerlebnissen wusste, die Gespräche in das Thema „Nahtoderfahrung“ ein.
Wo sich Gleichnisse und Parallelen heraus hören ließen.
Mit ihrem festen Glauben daran:

… es tut gut zu wissen, was kommt danach.

Ende

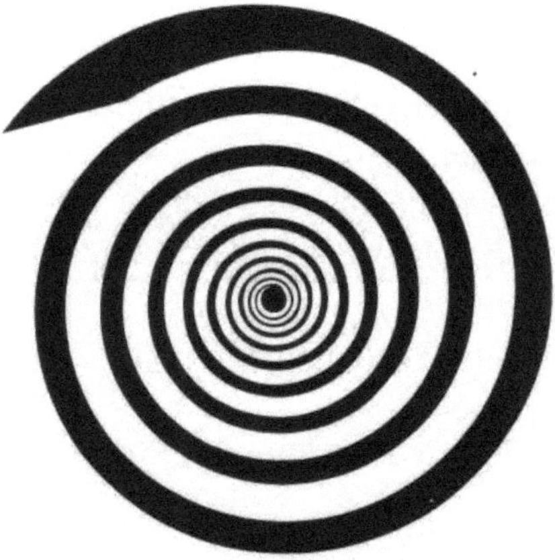

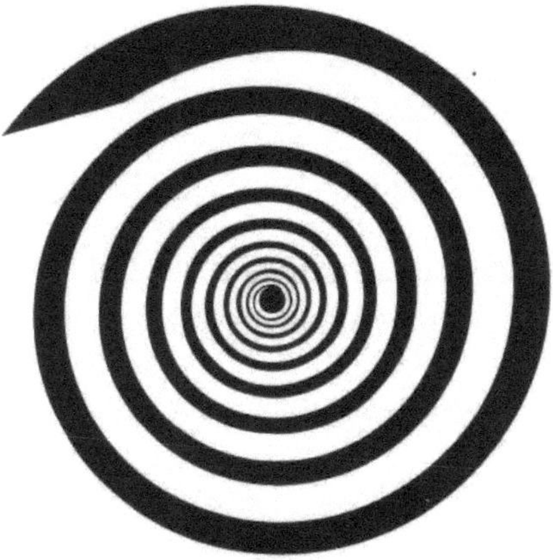

Über den Autor:

Franco W. Schneider,

durch meine Fachausbildung in der

Hypnose,

der klassischen Tiefenhypnose nach S. Freud

und der Autosuggestion nach E. Coué.

entwickelte ich in meiner Therapiefreiheit eine spezifische Hypnose für **Sucht-**

und Erinnerungsamnesie

verschollener Erinnerungen.

Liebe Leser,

für die Hypnoseausübung

bringe ich nicht nur die Fachausbildung
für Hypnose- und Erinnerungsamnesie
mit,

sondern auch mein Erfahrungspotential
aus meiner Klientenarbeit für gesunde
Ratsuchende mit den unterschiedlichsten

Persönlichkeitscharakteren.

Für den Erfolg meiner spezifischen

Hypnose–Trance,

Induktionen

und Erinnerungsamnesie verschollener

Erinnerungen ist meine ausgeprägte

mein empathisches Einfühlungsvermögen
in andere Menschen, verantwortlich.

I c h fühle, was **D u** fühlst und

I c h denke, was **D u** denkst,

auch ohne Worte.

Deine unbewusste Körpersprache verrät
m i r mehr als **d u** sagen willst,

ist für **m i c h** von großem hypnotischen Nutzen.

Dieses empathische Einfühlungsvermögen

ist eine **G a b e** , ja

ein **G e s c h e n k** der Natur zur Weiterreichung für die

„**G e s u n d h e i t**“ meiner Klienten.

* * *

In den Folgebüchern aus meiner früheren Klientenarbeit über Klienten mit Erinnerungsamnesie oder Erinnerungsverdrängung durch

T r a u m a g e s c h e h n i s s e ,

werden in Hypnosetrance unbewusste Vorgänge enttarnt und sichtbar gemacht,

was mit unserem normalen Wachbewusstsein nicht möglich ist und für meine Klienten im Nachhinein wundersam, aber auch erschreckend ist, was ihr Unbewusstes alles preisgibt.

* * *

Liebe Leser,

Geheimnisse aus dem Unbewussten zu ergründen und sichtbar zu machen,

ist sehr geheimnisumwittert und spannend in meinen Büchern zu lesen,

die es wert sind, sich vorzumerken.

* * *

Tauchen Sie ein, zu der Innenseite Ihres Ichs

durch Autosuggestion und Tiefenhypnose.

Entdecken Sie neue und schöne Seiten an sich, nur diesmal innere Schönheit.

* * *

Meine Folgepublikationen konnten nur mit Einwilligung und Mitarbeit aus den Lebensgeschichten meiner Klienten geschrieben werden, denen ich hiermit meinen

D a n k a u s s p r e c h e.

* * *

Auf meiner Internetseite finden Sie eine Buchauswahl unter

www.autor-francowschneider.de

* * *

F o l g e p u b l i k a t i o n e n:

Therapie

in Hypnosetrance.

Die Giftsucht.

Das Selbsthilfebuch.

Rauchen und Nikotinsucht besiegen.

DenMenschen durch Hypnose aus seinem geistigen Gefängnis holen.

* * *

In sich gefangen.

Ein Hilfeschrei aus der Seelenfinsternis.
Wohin schlägt die Waagschale für
Menschlichkeit aus.

Gefahren erkennen – Gefahren vermeiden.

Ich bin geboren und war schon vorher
verloren.

Ein Weg im geistigen Labyrinth, der nie
endet.

Die Begründung einer Seelenfinsternis in
Hypnosetrance.

* * *

Geheimnisse

aus dem Unbewussten.

Ein Schritt ins Jenseits und zurück.

Ein Buch das nachdenklich macht.

Eine Nahtoderfahrung.

In Hypnosetrance ein Blick durch die geöffnete „Tür ins Jenseits“.

* * *

Liebeskummer

Der mein Leben veränderte.

Das Selbsthilfebuch für die Zeit danach.

Eine Biographie.

Erinnerung der **L i e b e** .

Die Gefühlswelt in Revolution.

Eine hypnotische Weichenstellung für

n e u e s G l ü c k.

* * *

Lebenskunst

Der ungebrochene Wille

immer wieder aufzustehen.

Das Selbsthilfebuch:

Durch Hypnose und Autosuggestion im
Leben kein Verlierer zu bleiben.

* * *

Die verkaufte Seele

Die Biographie einer

E d e l p r o s t i t u i e r t e n.

Neue Wege durch eine hypnotische Weichenstellung.

* * *

Für immer verschollen

Unwiederbringliche Erinnerungen.

Eine Biographie:

Eine hypnotische Reise in das Reich des Unbewussten.

* * *

Hypnotische „Diät“

bei Übergewicht.

Esssucht. Magersucht

Das Selbsthilfebuch.

Die hypnotische **D i ä t** durch Selbsthypnose und Tiefenhypnose bei Übergewicht.

Ein Weg, sich glücklicher zu fühlen.

* * *

Das Jahr 2222

geht dem „Mensch“

das Menschsein verloren?

Eine philosophische Zeitreise

in das Jahr „2222“.

* * *

Therapie

in Hypnosetrance.

Erfolgssucht.

Burnoutsyndrom.

Das Selbsthilfebuch.

Der Sturz in den Abgrund.

Die hypnotische Lenkung, frei zu werden.

* * *

Therapie

in Hypnosetrance.

Die Giftsucht.

Alkohol und Drogensucht.

Das Selbsthilfebuch.

Die hypnotische Hilfe für Giftsucht.

* * *

Gefangen im „Netz“ der Sucht

Internet und

Glücksspielsucht.

Das Selbsthilfebuch mit einer
hypnotischen Lenkung.

Eine Biographie.

Der Bildschirm und Roulettekugel

die mich beherrscht.

* * *

Eifersucht.

Der mächtigste Liebesdrang auf dieser Welt.

Eine Biographie:

Eine hypnotische Lenkung aus dieser

S u c h t f a l l e.

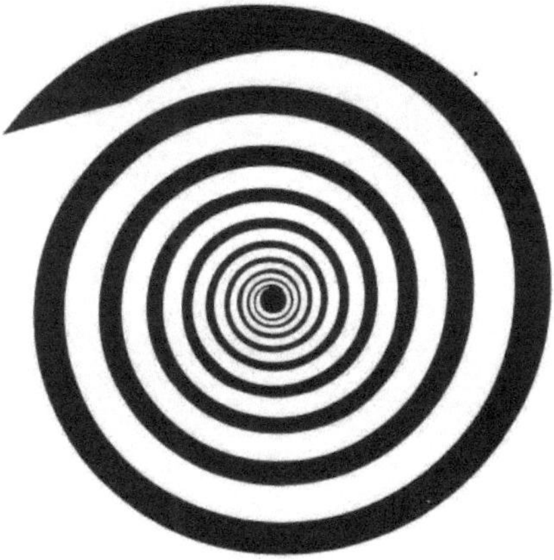

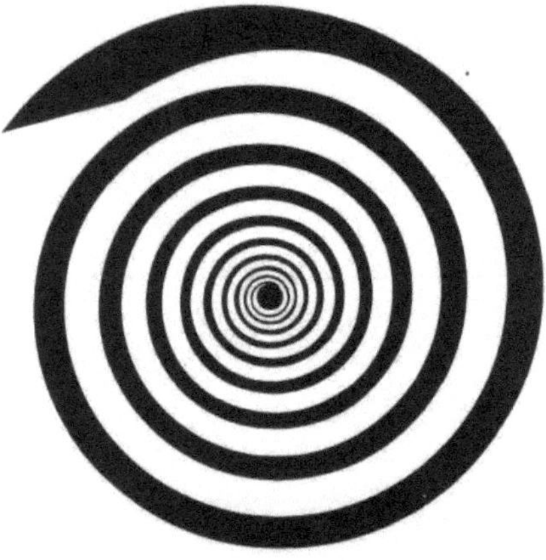

Hypnotische Vorgehensweisen Episoden-Ähnlichkeiten und Namen sind wissenschaftlich publiziert. Teilauszüge können vorhanden sein, jedoch nach den Regeln der hypnotischen Kunst, diesem Autor zuzuordnen sind. Dieses Buch ist ein Selbsthilfebuch und beschreibt keine Diagnostik oder Psychotherapie. Ohne Gewähr und Haftung für die Anwendung des Lesers.